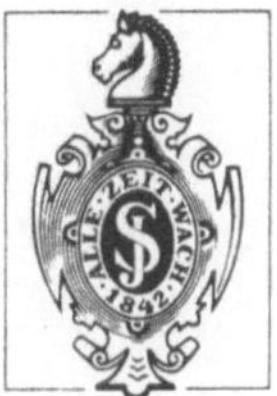

# Gestagene in oralen Kontrazeptiva

Herausgegeben von H. M. Bolt

Mit 27 Abbildungen

Springer-Verlag
Berlin Heidelberg New York Tokyo 1984

Prof. Dr. Dr. med. Hermann M. Bolt
Abt. Toxikologie und Arbeitsmedizin
Institut für Arbeitsphysiologie an der
Universität Dortmund
Ardeystraße 67
4600 Dortmund 1

ISBN 978-3-540-13516-6     ISBN 978-3-642-52237-6 (eBook)
DOI 10.1007/978-3-642-52237-6

CIP-Kurztitelaufnahme der Deutschen Bibliothek

Gestagene in oralen Kontrazeptiva / hrsg. von H. M. Bolt. –
Berlin; Heidelberg; New York; Tokyo: Springer, 1984.

NE: Bolt, Hermann M. [Hrsg.]



Satz: Walter Huber, Grafische Kunstanstalt · 7140 Ludwigsburg

2127/3140-543210

# Vorwort

Die Beratung junger Frauen bezüglich kontrazeptiver Maßnahmen ist ein Feld, das in den letzten Jahren in der Praxis des Frauenarztes zunehmend an Bedeutung gewonnen hat. Gleichzeitig ist der Bedarf an Informationen über die Wirkung hormonaler Kontrazeptiva auf den Stoffwechsel auch der gesunden Frau erheblich angestiegen. Früher standen bei solchen Betrachtungen die physiologischen und pharmakologischen Wirkungen synthetischer Östrogene völlig im Vordergrund; obwohl in der Vielfalt pharmakologischer Substanzen zahlenmäßig in der Mehrzahl, führten die Gestagene in der Diskussion der Fachleute nur ein Schattendasein. Heute stehen wir in einem Prozeß der Veränderung und des Umbruchs, da wir erfahren müssen, daß auch und gerade die Gestagene metabolische Wirkungen besitzen.

In dieser Situation ging von der CILAG GmbH die Initiative aus, ein Symposium zu veranstalten, das internationalem wissenschaftlichem Niveau gerecht zu sein hatte und ein Forum darstellen sollte, auf dem sich der praktizierende Gynäkologe über die Entwicklung des Gebietes der Gestagen-Stoffwechselwirkungen informieren konnte. So entstand in einer Serie von Diskussionen die Idee des „Gestagen-Forums", das dann in feierlichem Rahmen am 8./9. April 1983 in der Alten Oper zu Frankfurt/Main stattfand. Der Zuspruch gerade der niedergelassenen Kollegen war überzeugend für manchen Kritiker, der zunächst die Themenstellung des Forums als etwas akademisch bemängeln wollte! Die vielen spontanen Diskussionen im engeren Kreise, die sich den Sitzungen anschlossen und den besonderen Reiz der Tagung ausmachten, müssen naturgemäß in einem Verhandlungsband fehlen; trotzdem mag der vorliegende Band einen Einblick in die auf dem „Gestagen-Forum" behandelten Themen geben.

Den Referenten, die durch Ablieferung ihrer Manuskripte zum zeitigen Erscheinen des Büchleins beitrugen, gilt der Dank des Herausgebers. Der Dank gilt ferner Herrn Dr. J. Wieczorek vom Springer-Verlag, der die Publikation zielstrebig förderte. Besonders dankbar für ihren unermüdlichen Einsatz bin ich Frau Dr. M. Schürgers und Herrn Dr. H. Becker, die seitens der CILAG GmbH nicht nur die Tagung ermöglichten, sondern immer wieder organisatorische Schwierigkeiten überwinden halfen. In vorbildlicher Weise unterstützte mich meine Sekretärin, Frau D. Sänger-Krause, in der Vorbereitung des Buches und der Erstellung des Registers. Möge dieses Büchlein seine Aufgabe in der ärztlichen Fort- und Weiterbildung erfüllen!

Dortmund, März 1984                                                Hermann M. Bolt

# Inhaltsverzeichnis

# Referentenverzeichnis


Anlauf, M., Prof. Dr.
Medizinische Klinik und Poliklinik, Universitätsklinikum der GHS Essen, Hufelandstraße 55, 4300 Essen 1

Bolt, H. M., Prof. Dr. Dr.
Institut für Arbeitsphysiologie an der Universität Dortmund, Abteilung Toxikologie und Arbeitsmedizin, Ardeystraße 67, 4600 Dortmund 1

Hammerstein, J., Prof. Dr.
Abteilung für Gynäkologische Endokrinologie, Frauenklinik im Universitätsklinikum Steglitz, Hindenburgdamm 30, 1000 Berlin 45

Hepp, K. D., Prof. Dr.
Medizinische Abteilung des Krankenhauses München-Oberföhring, Oberföhringer Straße 156, 8000 München 81

Kalkhoff, R. K., Prof. Dr.
Endocrine-Metabolic Section, Department of Medicine, Medical College of Wisconsin, Froedtert Memorial Lutheran Hospital, 9200 West Wisconsin Avenue, Milwaukee, WI 53226, USA

Kuss, E., Prof. Dr. Dr.
I. Frauenklinik und Hebammenschule der Universität München, Maistraße 11, 8000 München 2

Ludwig, H., Prof. Dr.
Frauenklinik, Universitätsklinikum der GHS Essen, Hufelandstraße 55, 4300 Essen 1

Muck, B. R., Prof. Dr.
Frauenklinik der Universität Erlangen-Nürnberg, 8520 Erlangen

Oster, P., Priv.-Doz. Dr.
Innere Abteilung/Geriatrie, Krankenhaus Bethanien und Klinisches Institut für Herzinfarktforschung der Medizinischen Universitätskliniken, Rohrbacher Straße 149, 6900 Heidelberg 1

Pasquale, S. A., Prof. Dr.
Department of Obstetrics and Gynecology, Rutgers Medical School, Academic Health Science Center, CN 19, New Brunswick, NJ 08903, USA

Patt, V., Prof. Dr.
Frauenklinik der Städtischen Krankenanstalten Bielefeld-Mitte, Oelmühlenstraße 26, 4800 Bielefeld 1

Raute-Kreinsen, U., Priv.-Doz. Dr.
Institut für Allgemeine Pathologie und Pathologische Anatomie, Fakultät für Klinische Medizin Mannheim der Universität Heidelberg, Theodor-Kutzer-Ufer, 6800 Mannheim 1

Vetter, H., Prof. Dr.
Medizinische Poliklinik der Universität Münster, Domagkstraße 3, 4400 Münster

Wynn, V., Prof. Dr.
Saint Mary's Hospital Medical School, University of London, London W2, United Kingdom

# 1 Einleitung

# Orale Kontrazeption und Stoffwechselwirkungen

H. M. Bolt

Die vor uns liegende Frage von Stoffwechselwirkungen hormonaler Kontrazeptiva gibt Veranlassung zu einem kurzen Rückblick auf den Weg, den diese Methoden der Fertilitätskontrolle nun schon hinter sich gebracht haben. Aus der Sicht des Pharmakologen war eine erste Voraussetzung, daß man die natürlichen weiblichen Sexualhormone Estradiol und Progesteron chemisch so abwandelte, daß diese zwar ihre hormonelle Wirksamkeit behielten, aber im Organismus langsamer als die mehr oder weniger kontinuierlich sezernierten Hormone abgebaut und eliminiert wurden.
Entsprechende Arbeiten begannen in Deutschland noch vor dem Zweiten Weltkrieg. Bereits im Jahre 1938 waren das noch heute in der Kontrazeption meist verwendete Östrogen, das Ethinylestradiol, sowie das Gestagen Ethisteron von Inhoffen u. Hohlweg (1938) und von Kathol et al. (1937) dargestellt und in ihrer Wirkung erkannt worden.
Nach dem Krieg verlagerte sich die weitere Entwicklung zunächst ganz in die Vereinigten Staaten. Noch während des Krieges wurde durch die bahnbrechenden Arbeiten des Chemikers Russel Marker der Grundstein für die Synthese von Steroidhormonen im großindustriellen Maßstab gelegt (s. Goldzieher u. Rudel 1974). In den 50er Jahren begann dann Gregory Pincus mit seinen Mitarbeitern an der klinischen Entwicklung der oralen Kontrazeptiva, die er später in seinem klassischen Buch „The Control of Fertility" (Pincus 1965) beschrieben hat. Der erste Erfolg bestand darin, daß er mit – uns heute als sehr hoch erscheinenden – Dosen des Gestagens Norethynodrel bei der Frau einen kontrazeptiven Effekt erreichte. Mit dem Gestagen allein traten jedoch häufig Unregelmäßigkeiten des weiblichen Zyklus auf, die durch zusätzliche Verabreichung eines Östrogens (Mestranol) zurücktraten. Damit war gewissermaßen unsere heutige „Kombinationspille" geboren.
Die Art der Dosierung wurde später fortschreitend modifiziert. Zweistufenpräparate und – in neuester Zeit – Dreistufenpräparate wurden geschaffen, und als alleinige Gestagenpräparate gingen die „Minipille" und die „Zwei- bzw. Dreimonatspritze" in den therapeutischen Schatz ein.
Die häufigsten Nebenwirkungen der alleinigen Gestagenpräparate sind jedoch Unregelmäßigkeiten des Zyklus, wie dies bereits Pincus bei alleiniger Gestagenmedikation festgestellt hatte. Interessant ist, wie Pincus den günstigen Effekt der zusätzlichen Östrogengabe gefunden hat: Die früheren, zunächst von ihm verwendeten Chargen des Gestagens Norethynodrel erwiesen sich späteren gereinigten Chargen weitaus überlegen. Es wurde dann gefunden, daß die ersten Chargen ca. 0,1% des Östrogens Mestranol als Verunreinigung enthielten. Daraufhin setzte man später die „Verunreinigung" künstlich zu, um den klinischen Effekt zu optimieren.

Die erste Phase der klinischen Entwicklung der Kontrazeption war damit abgeschlossen. Später wurden dann, wie bereits erwähnt, die Dosierungsschemata modifiziert. Insbesondere fand man, daß auch sehr viel geringere als die von Pincus angewandten Steroiddosen noch einen ausreichenden empfängnisverhütenden Effekt gewährleisten. Es wurde ferner immer klarer, daß hormonale Kontrazeption auch mit einer Reihe von Nebenwirkungen oder, wie wir heute sagen, „unerwünschten Wirkungen" verbunden sein kann. Den entscheidenden Anstoß zum Umdenken lieferten im Jahre 1968 die Befunde von Inman u. Vessey sowie Vessey u. Doll aus Großbritannien, in denen gezeigt wurde, daß die in oralen Kontrazeptiva enthaltene Östrogenkomponente maßgeblich für das Auftreten von Nebenwirkungen am Gefäßsystem verantwortlich ist. Die Inzidenz von Fällen mit tödlichem Ausgang koronarer und zerebrovaskulärer Thrombosen wurde dokumentiert. Verschiedene Arzneimittelbehörden und maßgebliche Gremien des In- und Auslands erließen daraufhin Verordnungen bzw. Empfehlungen, nicht mehr als täglich 50 µg der Östrogenkomponente zu verordnen. Später wurde in vielen Präparaten die Östrogendosis noch weiter auf ca. 30 µg täglich gesenkt. Dies hatte in der Tat zur Folge, daß die östrogenabhängigen „unerwünschten Wirkungen" deutlich reduziert wurden.
Ein (unbeabsichtigter) Nebeneffekt der neuen Dosisempfehlungen war der, daß das noch von Pincus verwendete Östrogen Mestranol allmählich völlig vom Markt verschwand. Mestranol ist der 3-Methylether von Ethinylestradiol und wird zu ca. 54% in das östrogenwirksame Ethinylestradiol umgewandelt (Bolt u. Bolt 1974). Es muß daher generell höher dosiert werden als Ethinylestradiol, wodurch es in „optische" Schwierigkeiten mit den obigen Dosisempfehlungen kam.
Ein Schwerpunkt der Forschungsarbeiten zur hormonalen Kontrazeption lag in den letzten Jahren zweifellos in der Quantifizierung metabolischer Wirkungen. Die Wirkungen der Östrogene auf Kohlenhydratstoffwechsel, Lipidstoffwechsel, endokrine Regulationsmechanismen und Syntheseleistungen und Funktion der Leber wurden untersucht und kritisch bewertet. Diese Ergebnisse werden in Details von den Referenten unseres Symposiums dargelegt werden, da die Bewertung von Gestagenwirkungen bei der oralen Kontrazeption nur auf dem Hintergrund der etablierten Östrogenwirkungen möglich ist. Insbesondere in den vergangenen 2 Jahren zeigte es sich, daß Gestagene nicht etwa „metabolisch inert" sind, sondern Effekte zeigen, die der Diskussion bedürfen. Hierzu will unser Symposium einen Beitrag leisten.
Ein weiterer Aspekt, der in letzter Zeit großes Interesse in der wissenschaftlichen Öffentlichkeit hervorgerufen hat, war die Entdeckung, daß der Stoffwechsel synthetischer Östrogene (Williams u. Goldzieher 1980) und auch der von Gestagenen eine unerwartet große Variationsbreite zeigt, wenn unterschiedliche ethnische und geographische Populationen untersucht werden. Demnach kann die Eliminationsgeschwindigkeit synthetischer Sexualhormone z.B. zwischen Asiaten, Afrikanern und der weißen Bevölkerung von Europa und Nordamerika erhebliche Unterschiede aufweisen, ja sogar das Metabolitenspektrum ist differierend.
Dies kann in Zukunft Auswirkungen auf die Dosisfindung haben, und andererseits müssen solche Befunde bei der Interpretation von Nebenwirkungen und Stoffwechseleffekten von Kontrazeptiva mitberücksichtigt werden.

Die Aktualität des heutigen Tagungsthemas wird dadurch verdeutlicht, daß vor kurzem (am 23./24. 03. 83) im Bundesgesundheitsamt zwei öffentliche „Hearings" abgehalten wurden, die sich mit Fragen von Nutzen und Risiko der Depotgestagene Medroxyprogesteronacetat und Norethisteronenanthat befaßten. Bei diesen Diskussionen spielten Fragen kardiovaskulärer und Stoffwechselwirkungen eine wesentliche Rolle.

Das Programm des heutigen Symposiums wurde unterteilt in je eine Sitzung über Kohlenhydratstoffwechsel, Lipidstoffwechsel und Blutdruckregulation. In einem abschließenden Rundtischgespräch sollen die bisherigen Befunde miteinander in Beziehung gesetzt werden.

Wenn auch die Wirkungen speziell der Gestagene in oralen Kontrazeptiva heute im Vordergrund der Diskussion stehen, so wird dies immer wieder auf dem Hintergrund der entsprechenden Östrogenwirkungen zu sehen sein. Wichtig ist ferner die gegenseitige Beeinflussung und Interferenz von Östrogen- und Gestagenwirkungen. Einseitige Betrachtungsweisen wollen wir vermeiden, und wir alle wünschen dem heutigen Tage einen erfolgreichen wissenschaftlichen Verlauf.


## Literatur

Bolt HM, Bolt WH (1974) Pharmacokinetics of mestranol in man in relation to its oestrogenic activity. Europ J Clin Pharmacol 7:295–305

Goldzieher JW, Rudel HW (1974) How the oral contraceptives came to be developed. JAMA 230:421–425

Inhoffen HH, Hohlweg W (1938) Neue per-os wirksame weibliche Keimdrüsenhormon-Derivate. Naturwissenschaften 26:96

Inman WHW, Vessey MP (1968) Investigations of deaths from pulmonary, coronary and cerebral thrombosis and embolism in women in child bearing age. Br Med J II: 193–199

Kathol J, Logemann W, Serini A (1937) Ein Übergang aus der Androstan-Reihe in die Pregnan-Reihe. Naturwissenschaften 25:682

Pincus G (1965) The control of fertility. Academic Press New York, London

Vessey MP, Doll R (1968) Investigation of relation between use of oral contraceptives and thrombo-embolic disease. Br Med J II: 199–205

Williams MC, Goldzieher JW (1980) Chromatographic patterns of urinary ethynyl estrogen metabolites in various populations. Steroids 36:255–282.

# 2 Kohlenhydratstoffwechsel unter Gestagenen

## 2.1 Einführung in das Thema

B. R. Muck

Viele Frauen nehmen heute Ovulationsblocker, die in Kombination Östrogen und Gestagen enthalten, schon weit über 10 Jahre ein. Bezüglich der Auswirkungen oraler Kontrazeptiva auf den Stoffwechsel sind Mitteilungen über die Verminderung der Glukosetoleranz, über Veränderungen der Insulinsekretion sowie die Beeinflussung der Insulinwirksamkeit publiziert worden. Heute wird meist akzeptiert, daß Gestagene besondere Wirkungen auf den Kohlenhydratstoffwechsel ausüben. Man muß sich dabei fragen, ob dies für uns von klinischer Relevanz ist. Es gilt, die Bedeutung begrenzter Veränderungen von Stoffwechselparametern wie Glukosetoleranz oder Insulinausschüttung abzuschätzen. Den Referenten wurde ferner die Frage vorgelegt, welche Hormonkombination ein „ideales Kontrazeptivum" darstellen könnte, d. h. welche Kombinationen zur geringsten Störung des Stoffwechsels führen könnten.

Hierbei sollte man aber berücksichtigen, daß es von Nachteil sein kann, sich auf nur ein Präparat zu konzentrieren, das sicher nicht für alle Frauen geeignet sein kann. Neben der Zusammensetzung der oralen Kontrazeptiva kann die Anwendungsdauer bei Wirkungen auf den Kohlenhydratstoffwechsel eine Rolle spielen. Die Referenten wurden weiterhin gefragt, ob eine bestimmte Risikogruppe zu definieren sei, die unter Langzeiteinnahme von oralen Kontrazeptiva besonders überwacht werden sollte. Wenn auch die Wirkung der Ovulationshemmer für die Entstehung eines klinisch manifesten Diabetes eine vielleicht geringe Bedeutung haben mag, so müssen vor allem aber diagnostisch Störungen der Vorstadien des Diabetes mellitus beachtet werden.

In der klinischen Nomenklatur des manifesten Diabetes mellitus spricht man von einem „Typ 1" als einem insulinabhängigen Diabetes. Als „Typ 2" wird ein insulinunabhängiger Diabetes mit oder ohne Adipositas bezeichnet.

Wir sollten uns nun insbesondere auf drei Fragen konzentrieren:

a) Machen die Auswirkungen der Ovulationsblocker auf den Kohlenhydratstoffwechsel gegebenenfalls eine Therapie notwendig?
b) Kann im Einzelfall der Nutzen der Ovulationsblocker durch das Ausmaß der Nebenwirkungen aufgewogen werden?
c) Wie kann das Risiko durch Veränderungen der Dosis oder des Gestagens verringert werden?

Die Beantwortung dieser Fragen dürfte für uns einige Bedeutung bei der Beratung unserer Patientinnen haben!

# 2.2 Anmerkungen zur Steroidstruktur

V. Wynn

Die Beschäftigung mit Fragen der Beeinflussung metabolischer Parameter durch Kontrazeption setzt die Kenntnis der in der oralen Kontrazeption verwendeten Substanzen voraus.

In oralen Kontrazeptiva werden Östrogene (heute fast ausschließlich Ethinylestradiol) mit einem Gestagen kombiniert, das chemisch in die Estran-, Gonan- oder Pregnanreihe einzuordnen ist. Dabei hängt der Effekt auf den Kohlenhydratstoffwechsel sowohl von der Östrogendosis als auch vom Typ des verwendeten Gestagens ab. Generell ist bei allen „Kombinationspillen" eine Beeinträchtigung des Kohlenhydratstoffwechsels zu erwarten. Ältere „hochdosierte" Kontrazeptiva mit 75 µg Ethinylestradiol und mehr verursachen eine Beeinträchtigung der Insulinausschüttung und daher eine deutliche Glukoseintoleranz.

Im einzelnen können die zur oralen Kontrazeption verwendeten Gestagene in folgende Hauptgruppen eingeteilt werden: 1) Estran-Gestagene (19-Norethisteron-Typ), 2) Gonan-Gestagene (Levonorgestrel-Typ), 3) Pregnan-Gestagene (17-α-Hydroxy-Progesteron-Typ). Diese sind in den Abb. 1 und 2 dargestellt.

In der ersten und wichtigsten Gruppe ist der klassische Vertreter Norethisteron dem Testosteron noch relativ ähnlich; es unterscheidet sich nur durch das Fehlen der 19-Methylgruppe und die Einführung der 17-α-Ethinylgruppe, die die Substanz oral wirksam macht. Lynestrenol, Norethynodrel und Ethinodioldiacetat dagegen werden erst nach ihrer Umwandlung im Körper zu Norethisteron wirksam.

Hier muß man eine generelle Frage stellen: Warum Substanzen anwenden, die nicht von sich aus wirksam sind, wenn wir die Wirkformen auch zur pharmazeutischen Verfügung haben? Wir wissen vom Mestranol, das auch erst in Ethinylestradiol umgewandelt werden muß, daß manche Patientinnen Schwierigkeiten mit dieser Umwandlung haben, daß diese also individuell unterschiedlich verlaufen kann.

Die zweite Gruppe der Gestagene mit dem Hauptvertreter Levonorgestrel unterscheidet sich von der vorhergehenden durch Ersatz der Methyl- durch eine Ethylgruppe – Verbindungen mit eigenständiger, sehr großer Wirksamkeit sowohl als Gestagen wie auch als Androgen. In dieser Gruppe finden wir schließlich auch die neue Substanz Desogestrel mit einer zusätzlichen Methylengruppe, die aber ebenfalls erst in die eigentlich wirksame 3-Keto-Verbindung umgewandelt werden muß (Abb. 1).

Die Verbindungen der dritten Gruppe schließlich leiten sich vom Progesteron bzw. dem 17-α-Hydroxy-Progesteron ab. Diese Verbindungen spielten aus den verschiedensten Gründen bisher meist eine nur untergeordnete Rolle; mit dem Cyproteronacetat, das sich vom Chlormadinonacetat durch eine zusätzliche 1,2-Methylengruppe unterscheidet, ist hier aber eine äußerst wichtige Substanz

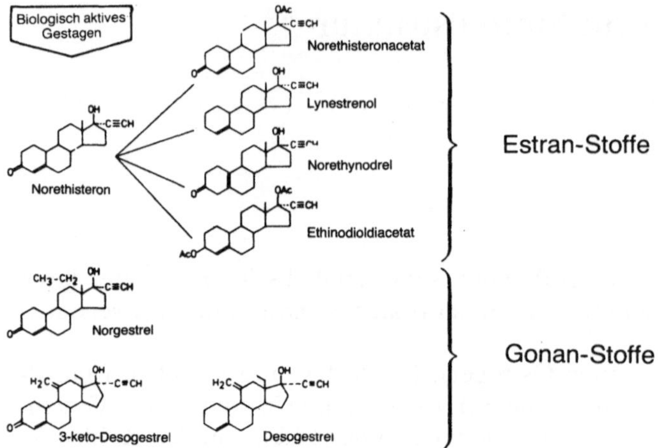



**Abb. 1.** Struktur von Estran- und Gonan-Gestagenen

gefunden worden, der man als Antiandrogen eine große Zukunft vorhersagen
kann.

Zwischen diesen drei Gruppen ist zu unterscheiden, wenn wir über Gestagenwirkungen auf den Kohlenhydratstoffwechsel, den Lipidstoffwechsel usw. sprechen
wollen. Vergleicht man die Wirkung von Präparaten, die sich bei identischen
Substanzen nur in der Dosierung unterscheiden, so zeigt sich, daß sich bereits
durch eine Dosisverminderung auf die Hälfte oder ein Drittel die Kohlenhydrat-
Stoffwechselsituation völlig verändern kann.

So zeigt z. B. die Dosisreduktion einer Östrogen-Ethinodioldiacetat-Kombina-
tion auf 50 bzw. 30% eine immer weiter verringerte Störung der Glukosetoleranz. Die Insulinsekretion, die beim „100-Prozent-Präparat" im Verhältnis zur
Glukosekonzentration gehemmt war, steigt dagegen erst leicht an und nimmt
schließlich die Form einer Hyperinsulinämie an.

Die Untersuchung dieses Effektes bei Präparaten, die sich jeweils im Typ ihres
Gestagens unterschieden, ergab schließlich, daß die Insulinsekretionshemmung
mit der hochdosierten Östrogenkomponente zusammenhing, gleich zu welcher
Gruppe das Gestagen gehörte.

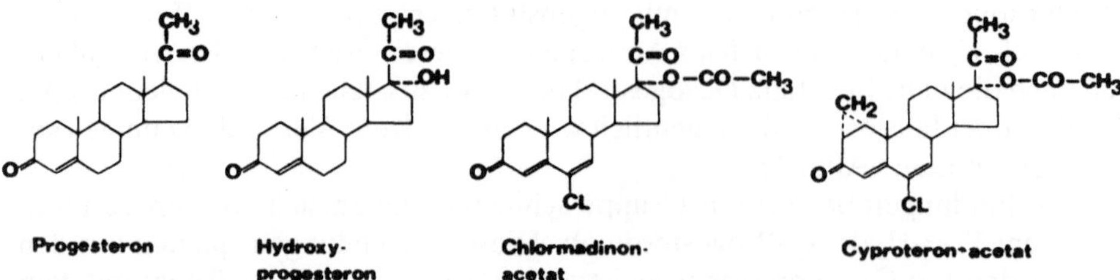



**Abb. 2.** Strukturformel der klinisch wichtigsten Gestagene der Pregnanreihe und ihre Verwandtschaft mit Progesteron bzw. 17-α-Hydroxyprogesteron

Dies gibt uns einen ersten wichtigen Hinweis: Orale Kontrazeptiva sollten wegen dieser Wirkung auf den Kohlenhydratstoffwechsel – bezüglich des Lipidstoffwechsels gilt das gleiche – keine Östrogen-Äquivalente über 50 µg Ethinylestradiol enthalten.

Die Gonan-Gestagene (Abb. 1) sind für ihren hyperinsulinämischen Effekt bekannt. Wir haben in einer neuen Untersuchung (Wynn 1982) die Kombination von 30 µg Ethinylestradiol mit 150 µg des Gonan-Gestagens Levonorgestrel an anfänglich 210 Frauen über 3 Jahre verfolgt. Beobachtet wurde eine fortschreitende Beeinträchtigung der Glukosetoleranz. Obwohl die Insulinsekretion zunächst anstieg, hielt dies nicht an, so daß das Insulin/Glukose-Verhältnis wie in Fällen von subklinischem Diabetes mellitus absank. Kontrazeptiva, die das weniger potente Estran-Gestagen Norethisteron enthalten, zeigen in dieser Beziehung einen geringeren Effekt.

## Literatur

Wynn V (1982) Einfluß der Langzeit-Einnahme niedrig dosierter oraler Kontrazeptiva auf den Kohlenhydratstoffwechsel. Am J Obstet Gynecol 142:739–746

# 2.3 Grundsatzreferat:
„Effects of Progestins on Carbohydrate Metabolism"

R. K. Kalkhoff

## Introduction

Natural and synthetic progestins as well as estrogens have significant effects on a variety of metabolic pathways. Since the advent of oral contraceptive usage, considerable controversy has arisen concerning their possible adverse side effects on carbohydrate metabolism and to what extent exposure to these agents increases the risk for developing diabetes mellitus or at least some form of diabetogenic stress.

The purpose of this review is to summarize what is known about prospective clinical trials of various types of oral contraceptive steroids. Attempts are made to distinguish the actions of the two components of the "pill", estrogens and progestins, on carbohydrate metabolism, and comparisons are made to natural sex steroids. The relative effects of high versus low dose formulations also are addressed.

## Oral Contraceptive Agents (OCA)

Table 1 gives the ranges of steroid content in various conventional OCA. At this time the oral estrogen is almost exclusively ethinyl estradiol, since mestranol (3-methoxy-ethinylestradiol) has not been used in recent years.[1] The progestin usually consists of a 19-nortestosterone compound (norethisterone, norgestrel, etc.) because of the discontinuation of 17-alphahydroxyprogesterone derivatives (chlormadinone, megestrol, medroxyprogesterone, etc.).[1] Nevertheless, some of the earlier studies performed with high dose OCA utilized compounds that contained mestranol and/or steroids of the 17-alphahydroxyprogesterone type.

**Table 1.** Combination Oral Contraceptives

|  | Estrogen (µg) | Progestin (mg) |
|---|---|---|
| 1. High dose | 60–100 | 1–10 |
| 2. Medium dose | 50 | 0.5–2.5 |
| 3. Low dose | 20–35 | 0.3–1.5 |

19-nortestosterone steroids in high doses possess variable anabolic and androgenic properties in addition to progestin-like actions. Theoretically, their structure also should lead to some in vivo conversion to estrogens like ethinyl

---

[1] Anmerkung des Herausgebers: Dies betrifft die Situation in den USA.

estradiol, although this has not been found to be a significant pathway in recent metabolic studies. They are to be distinguished from the 17-alphahydroxyprogesterone compounds, because a methyl group in position 19 and the absence of ethinyl groups in position 17 in the latter case prevent in vivo conversion to estrogens and because they have weak anabolic-androgenic actions. A review of structure-activity relationships has been published recently [4].

## Diabetes Risk

Table 2 summarizes our earlier review of several prospective studies of women with normal glucose tolerance before receiving high dose conventional OCA, oral estrogens only, or oral progestins only [13]. The percent conversion of each group to overt diabetes mellitus while on these various regimens was quite low. From this we conclude that the likelihood of diabetes mellitus occurring in women who have normal baseline carbohydrate tolerance is probably no greater than in a general population not receiving these steroids.

**Table 2.** Prospective Studies of Normal Women

| Steroid | Number of Studies | Number of Women | Number Diabetic |
|---|---|---|---|
| 1. High Dose Oral Contraceptives | 22 | 867 | 34 (4%) |
| 2. Oral Estrogens | 4 | 94 | 4 (4%) |
| 3. Oral Progesterone Derivatives | 4 | 69 | 1 (1%) |
| 4. Oral Nortestosterone Derivatives | 6 | 261 | 2 (< 1%) |

Prospective studies consisted of women with normal oral or i.v. glucose tolerance before initiating oral sex steroid regimens. Duration of administration varied from 1 to 48 months. Individual studies are cited in a previous review by the author [13].

Results in normal subjects are quite different from those observed in women with pre-existing diabetes who are subsequently prescribed high dose OCA. Table 3 summarizes the effects of these agents on glucose tolerance in women with gestational or pregnancy-onset diabetes who revert to normal glucose tolerance

**Table 3.** Prospective Studies of Gestational and Overtly Diabetic Subjects on High Dose OCA

| Group | Number of Studies | Number of Subjects | Duration (Months) | Number Diabetic | Number Worsened |
|---|---|---|---|---|---|
| 1. Gestational Diabetes | 4 | 32 | ½–6 | 14 (44%) | — |
| 2. Overt, Type II Diabetes | 6 | 33 | ½–6 | — | 24 (73%) |

Gestational diabetic women had normal glucose tolerance postpartum before initiating oral contraceptive regimens. All overtly diabetic subjects were noninsulin dependent (type II). From Kalkhoff [13].

after parturition as well as on those subjects who have noninsulin dependent (type II) diabetes mellitus. Although the numbers of patients studied are quite small, the deleterious effects of high dose OCA on the two groups are quite obvious. Over 40% of the gestational diabetic women converted to overt diabetes within six months and 73% of the type II diabetic individuals had significant deterioration of their glucose tolerance.

A small number of studies of type I, insulin-requiring diabetic subjects was included in the review [13]. In the majority of instances any deterioration of diabetic control induced by OCA could be corrected by upward readjustments of insulin dosage, a finding confirmed in more recent reports [17].

These data collectively suggest that a continuum of adverse sensitivity to oral contraceptives exists which is contingent on the preexisting metabolic state of the individual. Those women who have subclinical (i.e., gestational) forms of diabetes may convert to frank diabetes with an incidence that exceeds the normal population by over ten-fold. The great majority of type II diabetic subjects worsen on high dose OCA. Variable effects are observed in type I diabetes.


## The Nature of Diabetogenic Stress Induced by OCA

There is evidence for contra-insulin effects of high dose OCA even in truly normal, nondiabetic women. Thus, in early reports both i.v. and oral glucose tolerance tests revealed significant increases in basal and post-challenge plasma insulin responses with little change in plasma glucose curves after short term OCA administration [37]. This suggests that compensatory increases in pancreatic islet insulin secretion are necessary to offset insulin resistance induced by contraceptive steroids and to maintain normal glucose homeostasis. Those individuals with compromised pancreatic insulin reserve (subclinical and overt diabetic subjects) frequently fail to boost plasma insulin sufficiently in association with deterioration of metabolic control.


## Relative Roles of Estrogens and Progestins in the Induction of Diabetogenic Stress

*Parenteral Natural Estrogens.* Natural estrogens like 17-beta-estradiol are not components of OCA and must be given parenterally to avoid degradation or extensive conversion to estrone in the gastrointestinal tract. Nevertheless, their effects on carbohydrate metabolism are striking. Results of eleven separate investigations involving 117 nondiabetic and diabetic subjects receiving parenteral estrogens have been reviewed by the author [13]. Sixty-seven percent improved their carbohydrate tolerance and 30 percent were unchanged. Only 3 percent deteriorated. It is also of interest that many subjects who improved were type I, insulin-requiring diabetic subjects. Parenteral estrogen treatment ranged from 1 day to 5 months. Unfortunately, in none of these investigations was plasma insulin measured.

The ameliorative effects of natural estrogens on carbohydrate metabolism are consistent with studies that show improved glucose tolerance in normal or diabetic animals following this form of therapy [5, 20]. The site of action appears to be multicentric. Thus, estrogens promote liver glycogen deposition and impair hepatic gluconeogenesis [15]. Sensitivity of both adipose tissue and skeletal muscle to insulin action on glucose uptake is increased [16, 17]. These data suggest that estrogens exert their glucose-lowering effects by reducing hepatic glucose output while concomitantly increasing peripheral tissue utilization of this substrate in concert with insulin.

The work of Houssay and co-workers also suggests that estrogens have direct betacytrophic actions on pancreatic islets [see 20]. Others have confirmed this in intact rats [5], although this effect appears to be dependent on the presence of the adrenal cortex [8]. In contrast to estrogens, testosterone administration has been found to have marked deleterious effects on experimental diabetes [20].

*Oral Estrogens.* Prospective studies with oral estrogens including diethylstilbestrol, Premarin®, ethinyl estradiol and mestranol show little effect on glucose tolerance in two-thirds of 227 human subjects studied in 11 reviewed investigations. The remainder showed some slight to moderate adverse effects [13]. In one well designed prospective study of normal women, Premarin®, mestranol and ethinyl estradiol were found to have minimal effects on plasma glucose and insulin during GTT when given alone without progestins for six months [27]. From this we conclude that oral estrogens, as a component of OCA, have little role in the development of heightened plasma insulin and presumed insulin resistance in normal women. However, the extent to which oral estrogens influence carbohydrate metabolism in diabetic subjects requires more thorough study.

*Parenteral Progesterone.* Parenteral injections of progesterone into different mammalian species increase basal plasma insulin concentrations and augment the plasma insulin response to administered glucose and tolbutamide [3, 12]. Despite the presence of hyperinsulinemia, there are no appreciable effects on carbohydrate tolerance, although the hypoglycemia that follows intravenous insulin is blunted [3].

Progesterone administration also induces pancreatic islet hypertrophy and exaggerated insulin secretion in vitro in response to glucose [5]. Morphologic changes in islets are similar to those observed during pregnancy [2]. It might appear that the steroid contributes to the development of insulin resistance and that islet changes are compensatory „feedback" adjustments to peripheral tissue insulin antagonism. The matter, however, is not that simple. In vitro cultures of islets with progesterone result in heightened insulin secretion, suggesting a direct β-cytotrophic action of this hormone [11]. One might conclude, then, that the emergence of endogenous insulin resistance during progesterone exposure may be countered by a simultaneously increased secretion of pancreatic islet insulin. Progesterone administration to the intact female rat increases liver glycogen content, augments in vivo conversion of substrate precursors to glycogen, and suppresses hepatic gluconeogenesis [15]. These effects are greatly enhanced when progesterone and 17β-estradiol are administered in combination. Progesterone also blunts the hyperglycemic effects of cortisol administration [3], and partially blocks cortisol-induced alanine transaminase activity [10]. Since these effects are insulin-like and since progesterone induces hyperinsulinemia, one cannot distinguish possible direct effects of progesterone on these processes from indirect actions mediated by augmented insulin secretion. In any event, progesterone does not have characteristics of an insulin antagonist at the liver site with respect to carbohydrate metabolism, and it appears to facilitate insulin and promote glycogen storage in this organ.

Progesterone administration to rats reduces sensitivity of adipocytes [23, 34] and skeletal muscle [22] to insulin-induced glucose uptake and oxidation. In fat tissue, glucose conversion to lipid is blunted [23, 34], even though triglyceride content and fat cell size are increased [23]. Sutter-Dub and colleagues [34] have demonstrated some of these effects rather acutely.

Estrogens oppose this action of progesterone in both tissues. 17β-Estradiol increases insulin sensitivity of adipose tissue [17, 23] and muscle [22] with respect to glucose uptake, oxidation, and lipogenesis, and reduces adipocyte cell size [23]. When estrogens and progesterone are administered in combination, the two actions are offset [22, 23], suggesting that the molar concentration ratio of the two hormones ultimately determines the extent of action of one over the other.

When progesterone is considered by itself, its primary effect on carbohydrate metabolism appears to be opposite that of insulin in adipose tissue and muscle and insulin-like in the liver. The result may be to divert glucose utilization away from muscle and fat to other tissues, particularly in the fed state, and to promote more storage of the substrate as glycogen in the liver.

*Oral Progestogens.* In view of the observations of progesterone action, some investigators support the premise that the progestin component of the pill is the primary mediator of glucose and insulin disturbances among users of OCA. Prospective studies of both classes of progestogens have been performed in normal women.

Derivatives of 17-alpha-hydroxyprogesterone (three studies with chlormadinone and two studies with megestrol), when given in doses of 0.5 mg daily, failed to

**Table 4.** Prospective Studies of Women Receiving Oral 19-Nortestosterone Progestins (GGT = Glucose Tolerance Test)

| Author | Progestin | Duration | Test | Plasma Glucose | Plasma Insulin |
|---|---|---|---|---|---|
| 1. Larsson-Cohn et al [13] | Norethisterone (0.5 mg) | 1–12 months | i.v. GTT | No Change | No Change |
| 2. Board [3] | Norethisterone (0.35 mg) | 6 months | Oral GTT | No Change | Not Measured |
| 3. Spellacy et al [26] | Norethisterone (0.35 mg) | 12 months | Oral GTT | No Change | Increased |
| 4. Goldman [8] | Ethynodiol (0.5 mg) | 6 months | i.v. GTT | No Change | No Change |
| 5. Spellacy et al [27] | Ethynodiol (0.25 mg) | 18 months | Oral GTT | Increased | Increased |
| 6. Spellacy et al [28] | Norgestrel (0.075 mg) | 12 months | Oral GTT | Increased | Increased |

alter either plasma glucose or insulin responses to oral or i.v. GTT in the majority of five investigations [13]. The one major exception was megestrol where one group found no effect [1] the other, significant increases in plasma glucose as well as insulin under very similar conditions [31].

Since 19-nortestosterone derivatives comprise the progestins used in OCA today, investigations of these compounds are summarized in Table 4. Those studies employing i.v. GTT could not demonstrate an effect of norethisterone or ethynodiol on carbohydrate tolerance whereas all of the oral GTT investigations performed by the same group describe increased plasma insulin during norethisterone, ethynodiol and norgestrel administration. This same group concludes on the basis of their own data that of these three progestins tested, norgestrel > ethynodiol > norethisterone with respect to altered plasma glucose and insulin profiles [32]. This conclusion also deserves further confirmation.

From these various investigations it is difficult to determine whether one class of progestin induces more alterations of plasma glucose or insulin than another. However, steroids of the 17-alphahydroxyprogesterone class appear to have fewer effects on oral GTT than nortestosterone compounds like ethynodiol and norgestrel. In a similar vein, high dose OCA containing chlormadinone also appear to have fewer effects than OCA containing ethynodiol when direct comparisons are made [25, 26]. Others have shown that OCA containing norgestrel tend to accentuate plasma insulin disturbances to a greater extent than formulations containing different nortestosterone steroids [36]. Thus, within the 19-nortestosterone group there does appear to be a gradation of effects as well.


## Low Dose Formulations

Eight prospective studies of normal women on low dose OCA containing 30–35 µg of ethinyl estradiol and either norgestrel (150–250 µg) or norethisterone (400–500 µg) have been reviewed by Spellacy [33]. In no instance was carbohydrate tolerance altered. In those seven groups receiving norgestrel OCA, plasma insulin was uniformly increased whereas Spellacy found no significant effects of norethisterone OCA on either plasma glucose or insulin. The norethisterone study, however, included only 12 women after 1 year. Mean plasma insulin was increased, but standard errors of the mean were large and significant differences were not achieved. For these reasons further comparative evaluations of various low dose OCAs containing nortestosterone steroids appear to be warranted.

It is encouraging that some prospective studies of gestational diabetic women on low dose contraceptive formulations do not demonstrate the marked adverse effects observed with high dose OCA described earlier. Thus, Skouby and co-workers assessed 10 women with gestational diabetes in the postpartum period before and after 6 months of an ethinyl estradiol (30 µg) and norgestrel (150 µg) combination. Plasma glucose curves were unaffected but plasma insulin responses were slightly though significantly increased [24]. This result contrasted to a moderate dose study (50 µg of ethinyl estradiol + 250 µg of lynestrenol) in which a group of gestational diabetic women showed, in the postpartum period, significant deterioration of i.v. GTT despite increased plasma insulin responses after 6 months of administration [19]. These observations are preliminary, but they do suggest that disturbances in carbohydrate metabolism observed with OCA relate to dosages employed in diabetic as well as normal subjects.


## Concluding Remarks

Neither high dose nor low dose OCA appear to promote an increased incidence of diabetes mellitus among those women who have truly normal baseline carbohydrate metabolism. On the other hand, gestational diabetic women and type II noninsulin-requiring diabetic subjects are particularly vulnerable to estrogen-progestogen combinations. For this reason women with suspicious obstetrical histories and other risk factors for diabetes should be carefully screened before and during OCA administration. Moreover, a thorough examination of risk-benefit ratios should be explored with any woman who has potential for developing diabetes or who has pre-existing diabetes.

If one regards ethinyl estradiol as a structural relative of 17-β-estradiol and considers the results of prospective studies of oral estrogens to date, one concludes that this component of OCA has minimal effects on carbohydrate tolerance and plasma insulin in normal women with the dosages used. Whether this also applies to diabetic subjects requires further study.

Much more is known about the metabolic effects of high dose, parenteral progesterone than oral progestins. Progesterone is a mild to moderate insulin antagonist at skeletal muscle and adipose tissue sites but has minimal effects on plasma glucose. Extrapolating these observations to structural analogs of progesterone (i.e., 17-alphahydroxyprogesterone steroids) that are given in much smaller doses, it is not surprising to find minimal effects on glucose tolerance and mild effects, if any, on plasma insulin. For this reason it is unfortunate that these compounds are no longer a component of OCA, because they are closer to a pure progestin than are other steroids currently used.

19-Nortestosterone progestins are very complex owing to their variable anabolic and androgenic properties, at least in high doses, their theoretical propensity to be converted to estrogens in addition to their progestational actions.

The means by which nortestosterone steroids increase plasma insulin and/or plasma glucose in prospective investigations are unknown. It could relate to the degree of androgenic as opposed to progestational potency, since our group has shown that peripheral insulin resistance in obese women not on the pill directly correlates with the level of circulating free testosterone when obesity level is held constant [7]. It is also of interest that some of these steroids like norgestrel do suppress insulin receptor number and affinity in low dose OCA [6] whereas others containing norethindrone do not [35]. However, these studies, done on erythrocytes or leukocytes from treated patients, do not define at what tissue locus insulin receptors are disturbed nor can they ascertain possible post-receptor effects that also may contribute to peripheral tissue insulin resistance. Knowledge gaps will continue to exist until descriptive clinical investigations are supplemented by more sophisticated studies of a basic type. At that point the physiologic significance of clinical findings can be placed in proper perspective and an ideal estrogen-progestin dosage ratio may be found. In this context preliminary findings with low dose OCA provide reasons for optimism.

## Acknowledgements

Research performed in the author's laboratory that is cited in this review was supported by research grant AM10305 from the United States Public Health Service, Bethesda, Maryland and by a grant from TOPS Club, Inc., Obesity and Metabolic Research Program, Milwaukee, Wisconsin.

## References

1 Adams PW, Wynn VJ (1972) The effects of a progestogen, megestrol acetate, on carbohydrate and lipid metabolism. Obstet Gynaec Br Commwth 79:744–752

2 Aerts, L, Van Assche FA, Faure A, Sutter-Dub M-T (1980) Effects of treatment with progesterone and oestradiol-17 on the endocrine pancreas in ovariectomized rats: Ultrastructural variations in beta cells. J Endocrinol 84:317–320

3 Beck P (1969) Progestin enhancement of the plasma insulin response to glucose in Rhesus monkeys. Diabetes 18:146–152

4 Board JA (1971) Continuous norethindrone, 0.35 mg, as an oral contraceptive agent. Am J Obstet Gynecol 109:531–535

5 Costrini NV, Kalkhoff RK (1971) Relative effects of pregnancy, estradiol and progesterone on plasma insulin and pancreatic islet insulin secretion. J Clin Invest 50:992–999

6 De Pirro R, Forte F, Bertoli A, Greco AV, Lauro R (1981) Changes in insulin receptors during oral contraception. J Clin Endocrinol Metab 52:29–33

7 Evans DJ, Hoffman RG, Kalkhoff RK, Kissebah AH (1983) Relationship of androgenic activity to body fat topography, fat cell morphology and metabolic aberrations in obese women. J Clin Endocrinol Metab (In Press)

8 Faure A, Sutter-Dub M-T, Sutter BCJ, Assan R (1983) Ovarian-adrenal interactions in regulation of endocrine pancreatic islet function in the rat. Diabetologia 24:122–127

9 Goldman JA (1975) Effect of ethynodiol diacetate and combination-type oral contraceptive compounds on carbohydrate metabolism. Diabetologia 11:45–48

10 Harding AR, Rosen F, Nichol CA (1966) Effects of pregnancy on several cortisol responsive enzymes in liver. Am J Physiol 211:1361–1365

11 Howell, SL, Tyhurst M, Green IC (1977) Direct effects of progesterone on rat islets of Langerhans in vivo and in tissue culture. Diabetologia 13:579–583

12 Kalkhoff RK, Jacobson M, Lemper D (1970) Progesterone, pregnancy and the augmented plasma insulin response. J Clin Endocrinol Metab 31:24–28

13 Kalkhoff RK (1975) Effects of oral contraceptive agents on carbohydrate metabolism. J Steroid Biochem 6:949–956

14 Larsson-Cohn U, Tengstrom B, Wide L (1969) Glucose tolerance and insulin response during daily continuous low-dose oral contraceptive treatment. Acta Endocrinol [Copenh] 62:242–250

15 Matute ML, Kalkhoff RK (1973) Relative influence of pregnancy and sex steroids on hepatic glycogen synthesis and gluconeogenesis. Endocrinology 92:762–768

16 McKerns KW, Coulomb B, Kaleita E, DeRenzo EC (1958) Some effects of administered estrogens on glucose metabolism and adrenal corticol secretion in vitro. Endocrinology 63:709–722

17 McKerns KW, Bell PH (1960) The mechanism of action of estrogenic hormones on metabolism. Recent Prog Horm Res 16:97–119

18 Radberg T, Gustafson A, Skryten A, Karlsson K (1981) Oral contraception in diabetic women. Diabetes control, serum low-dose progestogen, combined estrogen/progestogen and non-hormonal contraception. Acta Endocrinol 98:246–251

19 Radberg T, Gustafson A, Skryten A, Karlsson K (1982) Metabolic studies in gestational diabetic women during contraceptive treatment: effects on glucose tolerance and fatty acid composition of serum lipids. Gynecol Obstet Invest 13:17–29

20 Rodriquez RR (1965) Influence of estrogens and androgens on the production of diabetes. In: Leibel HF, Wrenshall GA (eds) On the nature and treatment of diabetes. Excerpta Medica, Amsterdam, pp 288–307

21 Rozenbaum H (1982) Relationships between chemical structure and biological properties of progestogens. Am J Obstet Gynecol 142:719–724

22 Rushakoff RJ, Kalkhoff RK (1981) Effects of pregnancy and sex steroid administration on skeletal muscle metabolism in the rat. Diabetes 30:545–550

23 Salans LB (1971) Influence of progestin and estrogen on fat cell size, number, glucose metabolism and insulin sensitivity. Proceedings of the 53rd Meeting, Endocrine Society, San Francisco, Calif., p A-59

24 Skouby, SO, Molsted-Peterson L, Kuhl C (1982) Low dosage oral contraception in women with previous gestational diabetes. Obstet Gynecol 59:325–328

25 Spellacy WN, Buhi WC, Birk SA, McCreary SA (1971) Studies of chlormadinone acetate and mestranol on blood glucose and plasma insulin. II. Twelfth month oral glucose tolerance test. Fertil Steril 22:224–228

26 Spellacy WN, Buhi WC, Birk SA, McCreary SA (1971) Studies of ethynodiol diacetate and mestranol on blood glucose and plasma insulin. Contraception 3:185–194

27 Spellacy WN, Buhi WC, Birk SA (1972) Effect of estrogens on carbohydrate metabolism: Glucose, insulin and growth hormone studies on one hundred and seventy-one women ingesting Premarin, mestranol and ethinyl estradiol for six months. Am J Obstet Gynecol 114:378–390

28 Spellacy WN, Buhi WC, Birk SA (1975) Effects of norethindrone on carbohydrate and lipid metabolism. Obstet Gynecol 46:560–563

29 Spellacy WN, Buhi WC, Birk SA (1976) Carbohydrate and lipid metabolic studies before and after one year of treatment with ethynodiol diacetate in „normal" women. Fertil Steril 27:900–904

30 Spellacy WN, Buhi WC, Birk SA (1976) The effects of norgestrel on carbohydrate and lipid metabolism over one year. Am J Obstet Gynecol 125:984–986

31 Spellacy WN, Newton RE, Buhi WC, Birk SA (1976) Lipid and carbohydrate metabolism after one year of megestrol acetate treatment. Fertil Steril 27:157–161

32 Spellacy WN (1982) Carbohydrate metabolism during treatment with estrogen, progestogen, and low-dose oral contraceptives. Am J Obstet Gynecol 142 (2):732–734

33 Spellacy WN, Buhi WC, Birk SA, Van Arnarn JB (1982) Carbohydrate metabolism studies in women using Brevicon, a low-estrogen type of oral contraceptive for one year. Am J Obstet Gynecol 145:102–108

34 Sutter-Dub M-T, Dazey B (1981) Progesterone and insulin resistance: studies of progesterone action on glucose transport, lipogenesis and lipolysis in isolated fat cells of the female rat. J Endocrinol 88:455–462

35 Tsibris JCM, Raynor LO, Buhi WC, Buggie J, Spellacy WN (1980) Insulin receptors in circulating erythrocytes and monocytes from women on oral contraceptives or pregnant women near term. J Clin Endocrinol Metab 51:711–717

36 Wynn V (1982) Effect of duration of low-dose oral contraceptive administration on carbohydrate metabolism. Am J Obstet Gynecol 142:739–746

37 Yen SSC, Vela P (1968) Effects of contraceptive steroids on carbohydrate metabolism. J Clin Endocrinol Metab 28:1564–1570

# 2.4 Kohlenhydratstoffwechsel unter Gestagenen: Die Sicht des Diabetologen

K. D. Hepp

Es ist für die Risikobetrachtung sehr wichtig, daß Ovulationshemmer von gesunden Frauen über lange Zeit genommen werden. Die Medizin muß sich daher um die Nebenwirkungen dieser Präparate kümmern, die zwar glücklicherweise gering, aber nicht unerheblich sind. Zwar sind die Risiken, was den Kohlenhydratstoffwechsel anbetrifft, nicht so hoch anzusetzen wie auf kardiovaskulärem Gebiet. Es gibt aber zwischen diesen beiden Gebieten klare Zusammenhänge; so wird z.B. heute die Hyperglykämie auch zu den kardiovaskulären Risikofaktoren gerechnet [4, 9]. Eine länger dauernde Erhöhung der Blutglukose ist nicht nur für die diabetesspezifische Mikroangiopathie mit ihren Läsionen am Augenhintergrund und an den Nierenglomerula, sondern möglicherweise auch für eine Makroangiopathie und für Störungen der Blutrheologie bedeutsam, die damit verknüpft ist [7].

Für den Diabetologen sind im Zusammenhang mit dem Stoffwechseleffekt der Gestagene eine Reihe von Fragen interessant:

1. Wie kommt es bei der gesunden Frau zu einer Veränderung der Glukosetoleranz?
2. Welche chemische Struktur der Gestagene ist dafür verantwortlich?
3. Welche Probleme ergeben sich für die Anwendung von Gestagenen bei gesunden und bei diabetischen Frauen?

In den beiden vergangenen Jahrzehnten haben sich viele Arbeitsgruppen mit der Stoffwechselwirkung der Gestagene befaßt. Deren Ergebnisse sind z.T. widersprüchlich, was auf unterschiedliche Versuchsanordnungen und vor allem auf die Unterschiede in Dosis, Wirkstoffart und Hormonkombination zurückzuführen ist. Es lassen sich jedoch einige Prinzipien erkennen, die sowohl für das Verständnis des Wirkungsmechanismus als auch für die klinische Anwendung von Bedeutung sind.

**Die Frühschwangerschaft als Modell
der physiologischen Östrogen- und Gestagenwirkung**

Die Erhöhung von Östrogenen und Gestagenen in der Frühschwangerschaft [6] bewirkt eine Reihe von Veränderungen im Organismus, die als physiologisches Modell für den Effekt von Ovulationshemmern angesehen werden können (Tabelle 1). Über eine Wirkung auf hypothalamische Zentren kommt es zur Hyperphagie, gleichzeitig besteht eine Hypertrophie der Langerhans-Inseln mit einer vermehrten Insulinsekretion, die in einer Hyperinsulinämie resultiert. Unter dem Einfluß erhöhter Nahrungsaufnahme und einer vermehrten Insulin-

**Tabelle 1.** Physiologische Veränderungen in der Frühschwangerschaft
(Erhöhung von Progesteron und Östrogen)

Hyperphagie
Hypertrophie der Langerhans-Inseln
Hyperinsulinämie
Ablagerung von Fett
Ablagerung von Glykogen

wirkung läßt sich eine Zunahme der Triglyceriddepots in den Fettzellen nachweisen; gleichzeitig kommt es zu einer Vermehrung des Glykogens in Muskel und Fettgewebe [6]. Die Hauptwirkung auf den Stoffwechsel ist jedoch im weiteren Verlauf dem HCS zuzuschreiben, das bis zum Ende der Schwangerschaft stetig ansteigt und als Insulinantagonist angesehen werden kann.

## Wirkung von Gestagenen auf die Glukosetoleranz

Angesichts der Standardisierung der oralen Glukosebelastung als Index für die Glukoseutilisation des gesunden und diabetischen Organismus lag es nahe, diesen Test zur Prüfung der Östrogen- und Gestagenwirkung zu benützen. Allerdings ist die Variationsbreite dieses in der Diabetologie etablierten Testes recht groß und die Aussagekraft im Einzelfall daher relativ gering [10]. Während dem Östrogenanteil praktisch kein Effekt zugeschrieben wird, verschlechtern die Gestagene auch bei mittlerer Dosierung die Glukosetoleranz [14]. Bei der gesunden Frau kommt es zu einer signifikanten Erhöhung des Glukosespiegels bis zu 2 h nach der oralen Belastung; gleichzeitig ist der Insulinspiegel ganz erheblich erhöht. Diese Veränderungen bleiben allerdings innerhalb des für diesen Test angegebenen Normbereichs, so daß in der Regel nicht von einer gestörten (pathologischen) Glukosetoleranz gesprochen werden kann [14]. Zu klinisch relevanten Hyperglykämien kam es unter Kombinationspräparaten in etwa 3–5% der Frauen einer Studie von Kalkhoff et al. [8], sie waren jedoch nach Absetzen der Hormone reversibel. Offenbar läßt sich der Effekt verschiedener Gestagene auf Blutglukose und Insulinspiegel differenzieren, wie Spellacy [14] in einer Übersicht mitgeteilt hat (Tabelle 2).

**Tabelle 2.** Effekt verschiedener synthetischer Gestagene (nach [14])

|                          | Norethisteron | Ethinodioldiacetat | Norgestrel |
|--------------------------|:-------------:|:------------------:|:----------:|
| Effekt auf Blutglukose   | +             | ++                 | +++        |
| Effekt auf Insulinspiegel | ++           | ++                 | +++        |

## Mechanismus der Stoffwechselwirkung der Gestagene

Aus der Verminderung der Kohlenhydrattoleranz in vivo läßt sich auf einen Insulinantagonismus der Gestagene schließen. Offenbar werden die wichtigsten Zielorgane der Insulinwirkung, nämlich Leber, Muskel und Fettgewebe unterschiedlich und z.T. entgegengesetzt beeinflußt. So hat Progesteron an der Leber eine deutlich insulinähnliche Wirkung, die sich durch Zusatz von Östrogenen noch verstärken läßt [8]. Nach einer Gabe von Progesteron findet sich beim Versuchstier in vivo eine Zunahme des Glykogengehalts der Leber, ein vermehrter Einbau von Vorläufersubstraten ins Glykogen und eine Hemmung der Glukoneogenese, also insulinähnliche Effekte [8]. Aus den Experimenten geht jedoch nicht hervor, ob dies auf eine direkte Progesteronwirkung auf die Leberzelle zurückzuführen ist, oder ob es sich vielmehr um einen Ausdruck der erhöhten Insulinsekretion handelt, wie sie unter der Wirkung von Progesteron beobachtet wird [1, 2]. In jedem Fall läßt sich über diese Effekte die Progesteronwirkung auf die Kohlenhydrattoleranz nicht erklären; der Effekt muß also über eine Störung der Glukoseutilisation in den peripheren Geweben seine Erklärung finden.

Tatsächlich konnte nach Vorbehandlung von Ratten in vivo eine Hemmung des Insulineffektes auf Glukoseoxydation und Lipogenese isolierter Fettzellen [15] und auf die Glukoseutilisation einer Muskelpräparation [12] beobachtet werden. Allerdings wird an der Fettzelle eine Erhöhung des Triglyceridgehaltes und eine Vergrößerung des Zelldurchmessers beobachtet [13]; dies sind Insulineffekte, die nicht ganz in das Konzept des Insulinantagonismus passen. Man kann aber davon ausgehen, daß die Störung der Glukoseutilisation an Muskel und Fettzellen für die Störung der Glukosetoleranz verantwortlich ist.

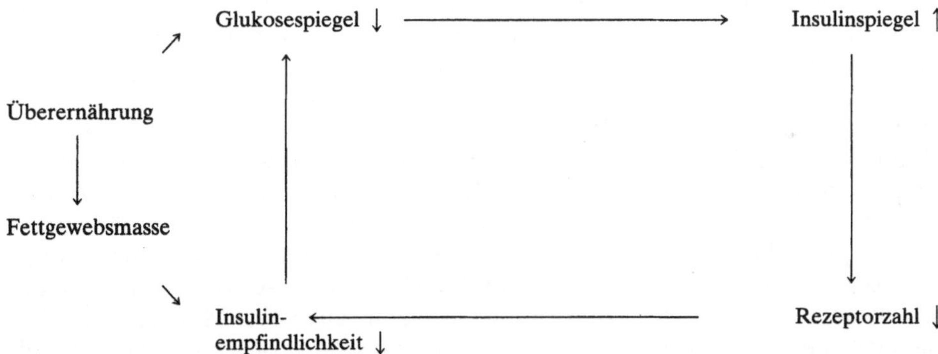


**Abb. 1.** Rolle der Rezeptoren bei der Entwicklung der Insulinresistenz.

Überernährung und Adipositas setzen einen Circulus vitiosus in Gang, der schließlich zu einer verminderten Ansprechbarkeit der Gewebe für Insulin und zur diabetischen Stoffwechselstörung führt (nach Hepp KD 1981: Der Internist 22:183–185)

Der genaue Mechanismus dieses Insulinantagonismus an der Zelle ist nicht bekannt. Möglicherweise handelt es sich um einen direkten Effekt auf die Insulinrezeptoren, die unter Gestageneinwirkung vermindert sind [3]. Dies könnte aber auch indirekt über eine Erhöhung der Insulinspiegel erfolgen. Glukosespiegel, Insulinspiegel und Insulinrezeptoren sind in einer Art Circulus vitiosus bei der Insulinresistenz miteinander verknüpft, wie dies auf Abb. 1 dargestellt ist.

**Wirkgruppen am Steroidmolekül**

Anhand verschiedener chemischer Analoga wurde der Versuch gemacht, die für den Stoffwechseleffekt verantwortlichen funktionellen Gruppen am Steroidmolekül zu identifizieren. Die Stoffwechseleffekte wurden vor allem nach 19-Norsteroiden beobachtet, bei denen die $CH_3$-Gruppe in der Position 19 fehlt. Offenbar scheint aber auch die 17α-Ethinylgruppe für Effekte auf den Kohlenhydratstoffwechsel verantwortlich zu sein [11].


**Klinische Bedeutung**

Entsprechend der Dosis kommt es nach Applikation von Gestagenen bei der gesunden Frau zu einer leichten Insulinresistenz, die sich durch eine minimale Hyperglykämie manifestiert, welche wiederum durch einen leichten Hyperinsulinismus kompensiert wird. *Ohne zusätzliche Risikofaktoren ist diese Stoffwechselveränderung als unerheblich zu betrachten.* Trifft dagegen die Gestagenwirkung mit einer Anlage zur diabetischen Stoffwechselstörung zusammen, so verstärkt sich dieser Effekt bis hin zum manifesten Diabetes mellitus. Tabelle 3 zeigt eine Reihe von Stoffwechselrisiken, bei denen sich eine Gestagentherapie ungünstig auswirken kann. Der Begriff „Prädiabetes" (der nicht als eigentliche Diagnose angesehen werden kann) umfaßt den Zeitraum von der Geburt bis zum Ausbruch eines manifesten Diabetes mellitus. Nach der Definition können eigentlich nur eineiige Zwillinge von manifesten Diabetikern unter den Begriff fallen. Neuerdings bekam die prädiabetische Phase eine neue Bedeutung durch epidemiologische Studien an Familien, in denen Diabetes häufig auftritt. Bei nichtdiabetischen Familienangehörigen wurden Inselzellantikörper bestimmt. Es wurde gefunden, daß es dort, wo diese Antikörper nachweisbar waren, in einem Zeitraum zwischen 3–30 Monaten mit der Wahrscheinlichkeit von etwa 50% zu einem Diabetes kam [6]. Diese Studien dokumentierten zum ersten Mal eine prädiabetische Vorphase beim Typ-I-Diabetes, von dem man bisher angenommen hatte, daß er ohne Vorphase schlagartig auftritt. Man kann sich also vorstellen, daß eine zusätzliche Stoffwechselbelastung durch Gestagene auch eine Manifestation des Diabetes vom Typ I fördert. Von größerer praktisch-klinischer Bedeutung sind die anderen in Tabelle 3 aufgeführten Diagnosen. So könnte unter dem Einfluß der Hormone aus einer pathologischen Glukosetoleranz ein manifester Diabetes mellitus entstehen. Ähnliches gilt für Frauen, bei denen sich nur während der Schwangerschaft ein Diabetes entwickelt hatte und deren Glukosetoleranz danach wieder normal war. Schließlich ist auch bei starkem Übergewicht (über 20–25%) zur Vorsicht bei der Anwendung von Ovulationshemmern zu raten.


**Tabelle 3.** Stoffwechselrisiken für Gestagene

| |
|---|
| Prädiabetes |
| Pathologische Glukosetoleranz |
| Gestationsdiabetes |
| Starkes Übergewicht |

Eine weitere Bedeutung haben die Ovulationshemmer bei der Diagnostik des Diabetes und seines Grenzbereiches, der pathologischen oder verminderten Glukosetoleranz. Nach den Kriterien der WHO von 1980 wurde der Begriff „subklinischer Diabetes" zugunsten des Begriffs „verminderte Glukosetoleranz" fallengelassen [16]. Es handelt sich um den 2 h nach einer oralen Belastung mit 75 g Glukose gemessenen Bereich zwischen 140 und 200 mg/dl. Nach der WHO-Definition besteht über dem Wert von 200 mg/dl ein manifester Diabetes mellitus. Bei gleichzeitiger Einnahme von Ovulationshemmern könnte nun eine stoffwechselgesunde Frau in den Bereich der pathologischen Glukosetoleranz kommen, oder es könnte sich der Test bei einer bereits bestehenden pathologischen Glukosetoleranz so weit verschlechtern, daß nunmehr ein manifester Diabetes zu diagnostizieren ist. In jedem Falle müssen die Ovulationshemmer 4 Wochen vor einer oralen Glukosebelastung abgesetzt werden.

Wie ist nun die Wirkung der Ovulationshemmer bei manifestem Diabetes mellitus einzuschätzen? Da es sich vorwiegend um den insulinpflichtigen Typ I handelt, wird es durch die Gestagene zu einer Erhöhung des Insulinbedarfs kommen, der durch eine entsprechende Dosiserhöhung ausgeglichen werden kann. Für die Diabetikerin wird in jedem Fall das Risiko einer Schwangerschaft höher eingeschätzt. Für die Indikation sind vor allem andere vaskuläre Risikofaktoren maßgeblich: *Bestehen bereits Hinweise auf eine arterielle Verschlußkrankheit oder andere Gefäßrisiken, wie z. B. ein Hypertonus, so sind orale Kontrazeptiva sicher kontraindiziert. Bei einem diabetischen Spätsyndrom ist es also weniger die Wirkung auf den Kohlenhydratstoffwechsel als der atherogene und thrombogene Effekt, der das Risiko bestimmt.*

## Literatur

1 Beck P (1969) Progestin enhancement of the plasma insulin response to glucose in Rhesus monkeys. Diabetes 18:146–152

2 Costrini NV, Kalkhoff RK (1971) Relative effects of pregnancy estradiol and progesterone on plasma insulin and pancreatic islet insulin secretion. J Clin Invest 50:992–1000

3 De Pirro R, Fonte F, Bertoli A (1981) Changes in insulin receptors during oral contraception. J Clin Endocrinol 52:29–33

4 Fuller JH, Shipley MJ, Rose G, Jarrett RJ, Keen H (1980) Coronary-heart-disease risk and impaired glucose tolerance: The Whitehall Study

5 Gorsuch AN, Spencer KM, Lister J, McNally JM, Dean BM, Bottazzo GF, Cudworth AG (1981) The natural history of type I (insulin-dependent) diabetes mellitus: evidence for a long prediabetic period. Lancet II:1363–1365

6 Hepp KD, Dittmar F-W, Semm K (1979) Schwangerschaft und Diabetes mellitus. In: Schwalm H, Döderlein G, Wulf K-H (Hrsg) Klinik der Frauenheilkunde und Geburtshilfe, Bd. IV. Urban & Schwarzenberg, München Wien Baltimore, S. 300

7 Janka HU (1983) Pathogenetische Faktoren für die Atherosklerose des Diabetikers. Akt Endokr Stoffw 4:9–15

8 Kalkhoff RK (1982) Metabolic effects of progesterone. Am J Obstet Gynecol 142:732–734

9 Kannel WB, McGee DL (1979) Diabetes and glucose tolerance as risk factors for cardiovascular disease: The Framingham Study. Diabetes Care 2:120–126

10 Köbberling J, Karlin A, Creutzfeldt W (1980) The reproductibility of the oral glucose tolerance test over long (5 years) and short periods (1 week). Klin Wochenschr 58:527–532

11 Rozenbaum H (1982) Relationships between chemical structure and biological properties of progestogens. Am J Obstet Gynecol 142:719–724

12  Rushakoff RJ, Kalkhoff RK (1981) Effects of pregnancy and sex steroid administration on skeletal metabolism in the rat. Diabetes 30: 545–550
13  Salans LB (1971) Influence of progestin and estrogen on fat cell size, number, glucose metabolism and insulin sensitivity. Proceedings of the 53rd Meeting, Endocrine Soc., San Francisco, Calif., pp 1–59
14  Spellacy WN (1982) Carbohydrate metabolism during treatment with estrogen, progesteron, and low-dose oral contraceptives. Am J Obstet Gynecol 142: 732–734
15  Sutter-Dub M-T, Dazey B (1981) Progesterone and insulin-resistance: studies of progesterone action on glucose transport, lipogenesis and lipolysis in isolated fat cells of the female rat. J Endocrinol 88: 466–462
16  WHO Expert Committee on Diabetes Mellitus (1980) World Health Organization Technical Report, Series 646

# 2.5 Diskussion

Leitung: B. R. Muck

**Kuss:** Es wurde verschiedentlich der Begriff der „pathologischen Glukosetoleranz" verwendet. Ist es nicht sinnvoller, von einer „abnormen Glukosetoleranz" zu sprechen?

**Hepp:** Wir verwenden neben dem Begriff der „pathologischen Glukosetoleranz" auch den einer „gestörten Glukosetoleranz". Es gab, nicht nur in Deutschland, sondern auch in anderen Ländern, heftige Diskussionen darüber, wie man diesen Begriff „pathologische Glukosetoleranz" überhaupt verwerten soll. Vorher nannte man dies einen „subklinischen Diabetes". Dann haben die erwähnten epidemiologischen Studien aus England gezeigt, daß man dieses Stadium nicht als „natürliches Vorstadium" eines Diabetes mellitus ansehen kann und zwar deshalb, weil nur ein kleinerer Teil von ca. 30% dieser Patienten in 10 Jahren einen manifesten Diabetes bekommen wird. Andere Diabetologen haben dann gesagt: Wenn ich meinen Patienten die schwere Gefahr des subklinischen Diabetes nicht vor Augen halte, dann werden sie keine Diät einhalten und nicht abnehmen; um so mehr Patienten aus diesem Bereich werden dann in der Tat diabetisch werden. In dieser Diskussion hat man sich in Deutschland auf einen Kompromiß geeinigt und gesagt, wir sehen das Pathologische an der „pathologischen Glukosetoleranz" darin, daß, wenn andere Risiken noch dazu kommen, ein sehr starkes makrovaskuläres Risiko identifizierbar ist. Man kann also diese Gruppe nicht als völlig risikolos bezeichnen und hat sich daher auf den Begriff „pathologische Glukosetoleranz" geeinigt.

**Ludwig:** Wir haben gehört: 1. Die oralen Kontrazeptiva sind im Hinblick auf den Kohlenhydratstoffwechsel auch bezüglich der Gestagenkomponente interessant. 2. Es gibt gewisse Risikoprofile, zu denen auch die übergewichtige Frau gehört. Die 3. wichtige Frage ist, wie wir ein Risiko im Hinblick auf eine abnorme Glukosetoleranz fassen können, bevor wir orale Kontrazeptiva über mehrere Jahre verordnen. Von Herrn Hepp ist der Vorschlag gemacht worden, die Glukosetoleranz festzustellen und vorher Kontrazeptiva abzusetzen. Es gibt eine gewisse Erholungszeit; möglicherweise liegt diese Erholungszeit bei einer längeren Periode als bei 4 Wochen. Müssen wir nun bei allen übergewichtigen Frauen in Zukunft Glukosetoleranzstudien machen?

**Eisenträger:** Bisher wurde über Glukosetoleranzuntersuchungen zu Beginn der Einnahme oder unter Einnahme oraler Kontrazeptiva gesprochen. Gerade die Pille ist aber doch auf eine Langzeiteinnahme hin konzipiert, daher müßte auch der Kohlenhydratstoffwechsel nach Langzeiteinnahme zu untersuchen sein!

**Hepp:** Ich selber habe keine Studien in dieser Richtung durchgeführt. Allerdings sollte man sich klarwerden, ob man eine Studie macht mit einer „Modellsubstanz", also vielleicht einer mittel- bis hochdosierten Pille, oder ob man auf die neuen Präparate zurückgeht. Vielleicht ist da der Effekt nur sehr gering.

# 3 Lipidstoffwechsel unter Gestagenen

# 3.1 Einführung in das Thema

E. Kuss

Die Lipidchemie gilt bei organischen Chemikern und Biochemikern als „Schmierchemie", weil nur Schmieren, keine Kristalle, also keine reinen Verbindungen zu erwarten sind. Dieser Ruch des Unreinlichen gilt nicht nur den Präparationen, sondern auch der Definition: Die anderen großen Stoffgruppen der Biochemie, Kohlenhydrate, Eiweiße, Nukleinsäuren, können von ihren Strukturen her definiert werden; bei den Lipiden muß man sich näherungsweise mit einer gemeinsamen physikalisch-chemischen Eigenschaft begnügen: mit der Hydrophobizität, der Wasserabstoßung, der Unlöslichkeit in wäßrigen Systemen. Nur „näherungsweise" deswegen, weil einige Lipidmoleküle neben den hydrophoben auch hydrophile Regionen besitzen; sie sind amphipathisch, amphiphil. Das führt dazu, daß Lipide im wäßrigen Milieu sowohl unlöslich sein können, also in ihrer eigenen Lipidphase bleiben, oder eine flüssig-kristalline Phase bilden, oder eine mizellar-disperse Phase oder sogar eine molekular-disperse Phase bilden. Da die Phasen je nach Konzentration und Temperatur ineinander übergehen können, da sie mit Proteinen aggregieren können, und da Lipide gegen Wärme, Licht und Luft empfindlich sind, ist es verständlich, daß neben den Organikern, Biochemikern und Systematikern auch die Analytiker ihre Probleme mit den Lipiden haben, zu denen so unterschiedliche Strukturen wie Fettsäuren, Glyzeride, Wachse, Glyzerophosphatide, Sphingophosphatide, Sphingoglykolipide, Glyceringlykolipide, Terpene und Steroide gehören.

Biologische Systeme sind kompartimentierte Systeme und, in erster Näherung, wäßrige Systeme. Also sind zur Kompartimentierung nichtwäßrige Systeme, eben Lipide, notwendig. Mit der Kompartimentierung entstehen notwendigerweise Grenzflächen, und es werden Austauschprozesse notwendig. Nach den Erfahrungen des Alltags sind Grenzflächen jeder Art Reibungsflächen. Nach den Erfahrungen der Medizin sind Grenzflächen Prädilektionsstellen für Schädigungen. Die Schädigung einer Grenzfläche wie der Arterienintima, nämlich die Atherosklerose, ist die in der Bundesrepublik häufigste Ursache für Frühinvalidität und Tod.

Aus den Beziehungen der Lipide zur Atherosklerose kann man nun mehr oder weniger heuristisch „gute" und „böse" Lipide unterscheiden und, analog dazu, „gute" und „böse" Lipoproteine, eine Erscheinungsform von Lipid-Protein-Aggregaten im Serum. Die schweren Lipoproteine, HDL, gehören zu den „guten", die leichten Lipoproteine, LDL, gehören in diesem Sinne zu den „bösen" Lipoproteinen. In diese Dichotomie der Lipide können auch die hormonaktiven Steroide gepreßt werden: Die „guten" induzieren die guten Lipoproteine, die „bösen" die bösen Lipoproteine. Mit den hormonaktiven „guten" und „bösen" Steroiden wären wir somit beim Thema des *Gestagen-Forums* angelangt.

Wenn immer das Begriffspaar „gut und böse" ohne Zwischentöne verwendet wird, ist man geneigt anzunehmen, daß ökonomische oder politische Werbung intendiert ist oder daß dies innerhalb der literarischen Kategorie „Märchen" geschieht, also im Rahmen einer Simplifikation mit hochstilisiertem Wahrheitsgehalt.

Die folgenden Beiträge der Kollegen Patt, Oster und Pasquale führen dagegen von dieser Übersimplifikation des Märchens in die Kompliziertheit und Ambivalenz der Realität. Die Autoren haben durch ihre wissenschaftliche Arbeit ausgewiesen, daß sie sich durch die vorher kurz skizzierten Probleme der Lipidbiochemie und Lipidanalytik nicht haben abschrecken lassen, ja daß sie diese Schwierigkeiten auch noch mit der Problematik des klinischen Versuchs verknüpfen konnten.

# 3.2 Grundlagen der hormonellen Beeinflussung des Lipidstoffwechsels

V. Patt

Die Beeinflussung der Serum-Lipidzusammensetzung durch Steroidhormone stellt ein lange bekanntes und unter vielen Aspekten auch heute noch ungelöstes Problem dar. Im Zusammenhang mit dieser Frage sind zunächst die Östrogene und ihre Derivate überprüft worden. Erst in den vergangenen Jahren hat man sich mit größerer Aufmerksamkeit den Wirkungen der Gestagene und Steroidkombinationen zugewandt.

## Funktionen der Lipoproteine

Die Effekte einer Veränderung der Plasma-Lipidkonstellation lassen sich bei Berücksichtigung der Physiologie des Lipidtransportes leichter erfassen. Die Lipoproteine werden nach ihrem Sedimentationsverhalten unterteilt in Lipoproteine sehr niedriger Dichte („very low density", VLDL), niedriger Dichte („low density", LDL) und hoher Dichte („high density", HDL). Innerhalb dieser Klassifizierung hat jede Fraktion ihre definierten Funktionen, die für das Verständnis der Auswirkungen von Steroidhormonen auf die Physiologie des Fettstoffwechsels von Bedeutung sind (Abb. 1).
Die Funktionen der VLDL bestehen darin, die in der Leber oder möglicherweise im Intestinum gebildeten Triglyceride zu den Körpergeweben zu transportieren. Hier werden die Triglyceride durch das Enzym Lipoprotein-Lipase hydrolysiert.

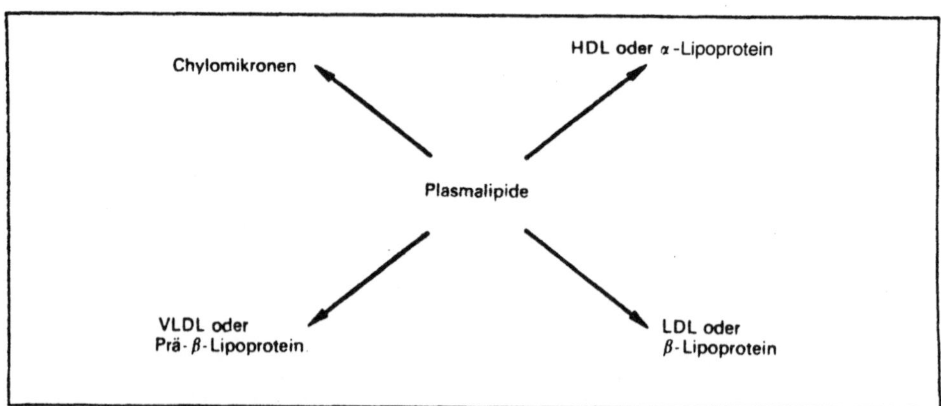


**Abb. 1.** Die vier hauptsächlichen Lipoproteine im Blutplasma.
*VLDL* Lipoproteine mit sehr niedriger Dichte. *HDL* Lipoproteine mit hoher Dichte. *LDL* Lipoproteine mit niedriger Dichte

Die Produkte dieser enzymatischen Reaktion, Fettsäuren und Glycerin, werden von den Geweben zur Deckung des Energiebedarfs verwandt. Im Verlauf der Triglyceridabnahme der VLDL-Fraktion werden bestimmte Apoproteine und Phosphatide zur HDL-Fraktion ausgetauscht und hinterlassen ein relativ cholesterinreiches sowie Apolipoprotein B enthaltendes Substrat, das man im englischen Schrifttum „remnant" (Restsubstanz) nennt. Diese Restsubstanz des VLDL-Katabolismus wird von der Leber aufgenommen und zu LDL umgewandelt. Eine Anhäufung derartiger, cholesterinreicher Restsubstanzen ist insofern von Bedeutung, als diesen Partikeln eine ausgeprägte atherogene Wirksamkeit beigemessen wird (Hazzard 1977).

Die LDL-Fraktion transportiert den größten Cholesterinanteil im Plasma (Abb. 2). Das LDL-Cholesterin wird über einen rezeptorspezifischen Mechanismus an das Gewebe abgegeben (Brown et al. 1981). Mit diesem Vorgang wird der zelluläre Bedarf an Cholesterin, beispielsweise für die Steroidhormonproduktion in endokrinen Zellen gedeckt (Winkel et al. 1980). Viele epidemiologische Studien verbinden einen Anstieg der LDL-Cholesterinspiegel mit einer Akzeleration der Atherogenese (Gordon et al. 1977).

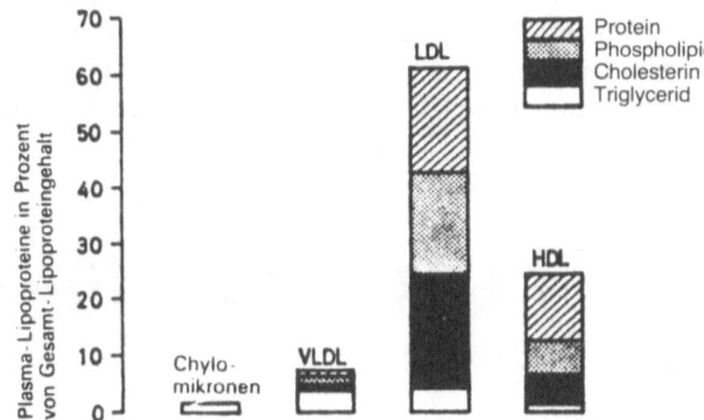


**Abb. 2.** Chemische Zusammensetzung der Plasma-Lipoproteine bei normalen Personen (nach Boyd 1973)

HDL hat im Gegensatz zum LDL die Aufgabe, das Cholesterin von den Geweben zu entfernen. Der Anteil des HDL-Spektrums mit größter Dichte, HDL$_3$, nimmt aus den Geweben freies Cholesterin auf. Eine niedrige Konzentration des HDL-Cholesterins beinhaltet die Gefahr einer verminderten Eliminierung des Cholesterins aus den Geweben und damit einer Akzeleration der Atherogenese.


## Lipidkonstellationen der weiblichen Reproduktionsphysiologie

Im Zusammenhang mit den Variationsmöglichkeiten endokriner Funktionen in der weiblichen Reproduktionsphysiologie sind bestimmte Konstellationen der Plasmalipide registriert worden (Tabelle 1).

Bei Mädchen finden sich vor der Pubertät keine relevanten Abweichungen der Plasma-Lipidzusammensetzung. In einzelnen Fraktionen zeichnet sich eine geringfügige Erhöhung ab.

**Tabelle 1.** Lipidkonstellationen unter verschiedenen Bedingungen der weiblichen Reproduktionsphysiologie

| Kindesalter | Triglyceride | Normal |
|---|---|---|
| | Cholesterin | |
| | VLDL | |
| | LDL | |
| Zyklus | Cholesterin | Zyklische Abnahme |
| | LDL-Cholesterin | Zyklische Abnahme |
| | LDL-Apoprotein B | Zyklische Abnahme |
| | HDL | Lutealphase leicht erhöht |
| Gravidität | Cholesterin | Zunahme |
| | Triglyceride | Zunahme |
| | HDL/LDL/VLDL | Zunahme |
| Postmenopause | HDL-Cholesterin | Abnahme |
| | LDL-Cholesterin | Zunahme |
| | Cholesterin | Zunahme |
| | Triglyceride | Zunahme |
| | Phosphatide | Zunahme |

Mit dem Einsetzen der zyklischen Ovarialfunktion treten in Abhängigkeit von der Fluktuation der ovariellen Steroide Lipidveränderungen auf. Das Plasmacholesterin zeigt eine dem Östrogengipfel zugeordnete Abnahme (Abb. 3). Die Lipoproteine hoher Dichte sind in der Lutealphase erhöht (Kim u. Kalkhoff 1979).

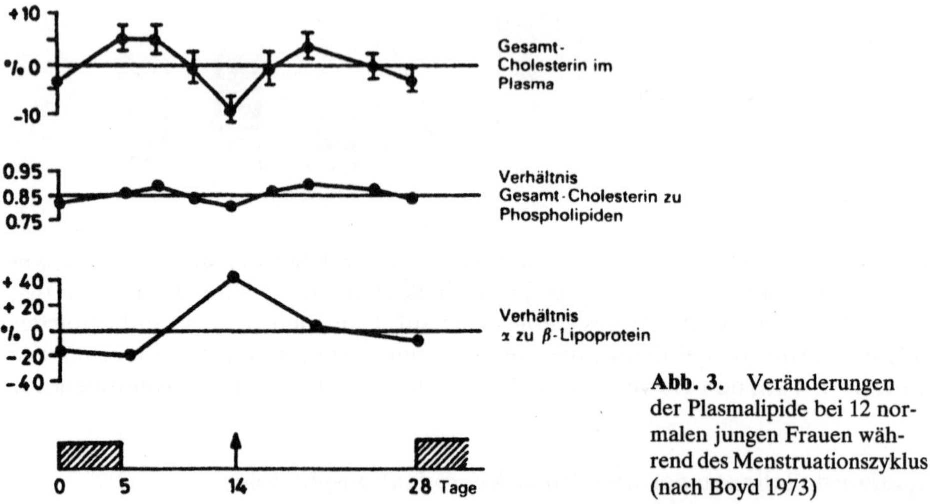


**Abb. 3.** Veränderungen der Plasmalipide bei 12 normalen jungen Frauen während des Menstruationszyklus (nach Boyd 1973)

In der Schwangerschaft besteht eine Hyperlipoproteinämie, von der alle Fraktionen betroffen sind. Die Veränderungen der Cholesterinkonzentrationen sind in Abb. 4 dargestellt. Die Aktivität lipolytischer Enzyme ist vermindert (Glueck u. Fallat 1974). Über das α-Glycerophosphat wird unter Verwendung aktivierter Fettsäuren eine vermehrte Triglyceridbildung induziert. Patientinnen mit einer

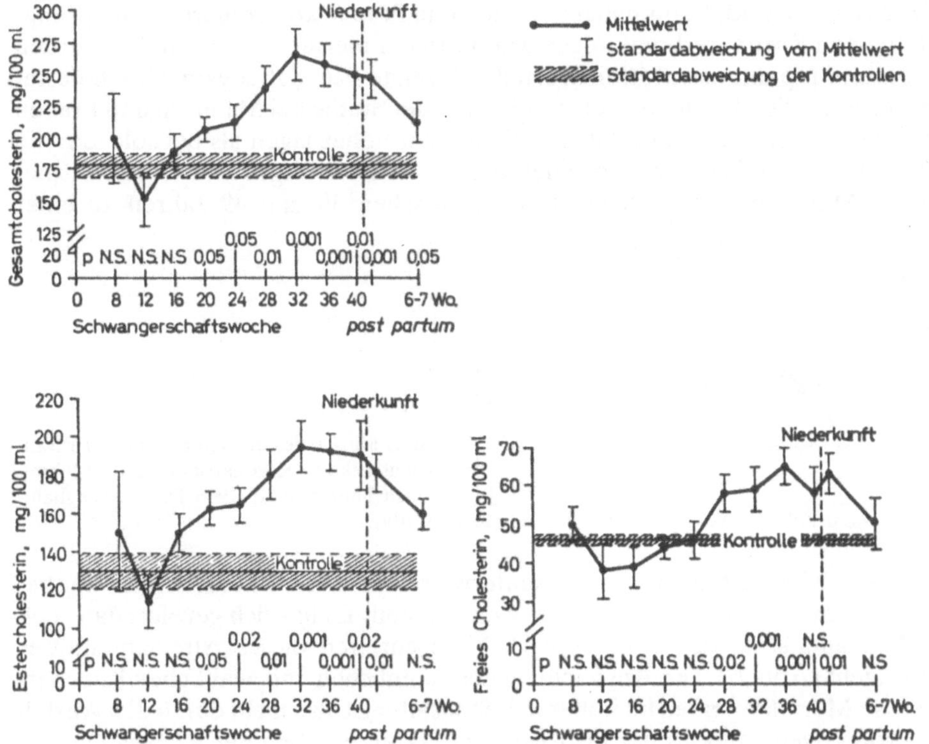



**Abb. 4.** Cholesterinkonzentrationen im Verlauf der Gravidität und im Wochenbett. Die Kontrollgruppe besteht aus nichtschwangeren jungen Frauen (nach De Alvarez et al., zit. in Jaisle 1972)

Schwangerschaftscholestase weisen gegenüber Schwangeren ohne Cholestase deutlich erhöhte Lipidwerte auf. Man schließt aus diesem Verhalten, daß Veränderungen der Leberfunktion bei der Entstehung der Schwangerschaftshyperlipämie eine Rolle spielen. Modellvorstellungen über das Zustandekommen der Cholesterin- und Phosphatidzunahme in der Gravidität sind bisher noch spekulativ. Auch ergeben sich keine Anhaltspunkte, nach denen man diese Veränderungen etwa den Gestagenen zuordnen könnte. Interessant ist, daß Frauen mit mehreren Graviditäten nicht zu einer vermehrten Atherosklerose neigen.
In der Postmenopause nehmen die meisten Plasma-Lipidkonzentrationen zu. Der HDL-Cholesteringehalt nimmt ab.

## Veränderungen der Plasma-Lipidkonstellation als Risikofaktor der Atherosklerose

Die erste exakte Prüfung der Plasmalipide in ihrer Rolle als Indikatoren einer Erkrankungsanfälligkeit gegenüber der Koronarsklerose stellt die Framingham-Studie dar (Gordon et al. 1977). Bei dieser prospektiven Untersuchung wurden seit 1949 in der Stadt Framingham Männer und Frauen kontrolliert, die ursprünglich frei von Koronarerkrankungen waren. In definierten Zeitabständen wurden die Plasma-Lipidkonzentrationen erfaßt. Es zeigte sich, daß sowohl die Cholesterin- wie auch die Phosphatidwerte zu Beginn der Studie bei Männern und Frauen mit späteren Koronarerkrankungen signifikant höher lagen als bei solchen, die nicht erkrankten. Wie aus Abb. 5 hervorgeht, führten steigende Cholesterinspiegel bei Männern und auch bei Frauen zwischen 30 und 49 Jahren zu einer

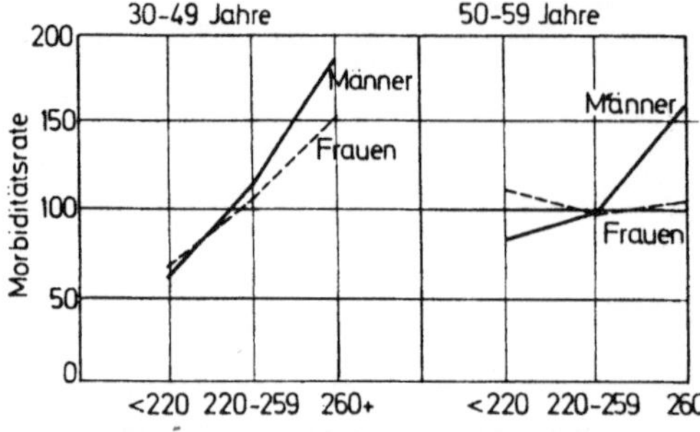



**Abb. 5.** Cholesterinspiegel und Erkrankungsrisiko an Koronarsklerose in 12 Jahren (nach Thomas et al. 1966 The Framingham-Study)

steigenden Morbiditätsrate. Interessanterweise verlief der Cholesterinanstieg bei Männern im Alter von 50–59 Jahren weniger steil. Es hat sich gezeigt, daß auch die Mortalitätsrate der Männer nach Überschreiten dieses Altersabschnittes zurückgeht (Abb. 6). Die Angleichung der männlichen und weiblichen Koronarsklerose-Mortalitätsraten im höheren Lebensalter ist also nicht durch den Ausfall des protektiven Effektes der Östrogene zu erklären. Auch der Rückgang einer besonderen Gefährdung des Mannes im höheren Alter muß in Betracht gezogen werden. Die Mortalitätsrate der Frau dagegen steigt kontinuierlich an. Sie zeigt nach Beendigung der zyklischen Ovarialfunktion jenseits des 50. Lebensjahres keine Beschleunigung (Abb. 6).

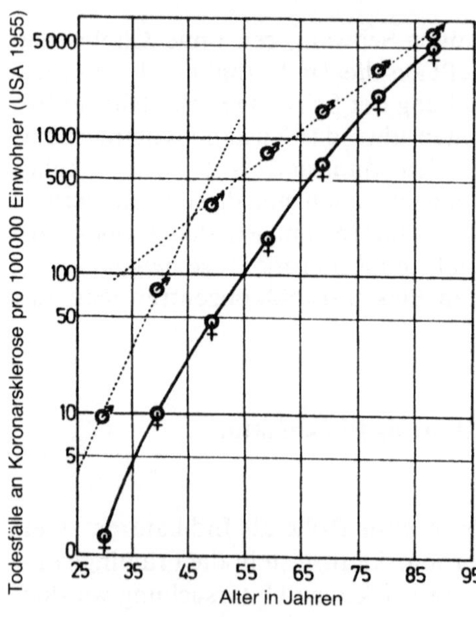



**Abb. 6.** Mortalitätsraten der Koronarsklerose. Das Menopausealter hat keine Abweichung der Kurve zur Folge. Bei Männern geht die Zunahme der Todesfälle nach dem 45. Lebensjahr zurück (nach Fuhrman et al. 1969)

**Tabelle 2.** Auftreten der Koronarerkrankung in Beziehung zur HDL-Cholesterin-Konzentration (nach Gordon et al. 1977)

| | Men | | | Women | | |
|---|---|---|---|---|---|---|
| HDL Cholesterol Level (mg/dl) | Incidence of Coronary Heart Disease | Population at Risk | Rate/1,000 | Incidence of Coronary Heart Disease | Population at Risk | Rate/1,000 |
|---|---|---|---|---|---|---|
| All levels | 79 | 1,025 | 77.1 | 63 | 1,445 | 43.6 |
| < 25 | 3 | 17 | 176.5 | 0 | 4 | 0.0 |
| 25–34 | 17 | 170 | 100.0 | 11 | 67 | 164.2 |
| 35–44 | 35 | 335 | 104.5 | 12 | 220 | 54.5 |
| 45–54 | 15 | 294 | 51.0 | 19 | 386 | 49.2 |
| 55–64 | 8 | 134 | 59.7 | 14 | 353 | 39.7 |
| 65–74 | 1 | 40 | 25.0 | 3 | 216 | 13.9 |
| 75+ | 0 | 35 | 0 | 4 | 199 | 20.1 |

Über die Untersuchungen der Lipoproteine im Rahmen der Framingham-Studie haben Gordon et al. (1977) berichtet. In der Zeit von 1969–1971 wurden die Cholesterin-, Triglycerid-, HDL- und LDL-Werte von 2815 Männern und Frauen im Alter zwischen 49 und 82 Jahren erfaßt. Während der folgenden 4 Jahre entwickelten 79 von 1025 Männern und 63 von 1445 Frauen eine Koronarerkrankung. Im Rahmen dieser Untersuchungen erwiesen sich niedrige HDL-Cholesterinkonzentrationen als auffälliger Risikofaktor der Plasma-Lipidzusammensetzung (Tabelle 2). Bei Personen mit HDL-Cholesterinwerten unter 35 mg/dl lag die Erkrankungsrate 8mal höher als in der Gruppe über 65 mg/dl. Eine schwache Assoziation zum Auftreten einer Koronarerkrankung wurde bei steigenden LDL-Cholesterinwerten beobachtet. Eine Verbindung der Koronarerkrankung zu den Triglyceriden ergab sich lediglich bei Frauen und zwar nur dann, wenn

**Tabelle 3.** Cholesterin- und Triglyceridkonzentrationen der HDL- und LDL-Fraktionen bei Männern und Frauen (nach Gordon et al. 1977)

| Age (yr) | Mean Levels (mg/dl) | |
|---|---|---|
| | Men | Women |
|---|---|---|
| | HDL Cholesterol | |
| 50–59 | 45.2 | 58.9 |
| 60–69 | 46.4 | 56.9 |
| 70–79 | 46.7 | 54.9 |
| | LDL Cholesterol | |
| 50–59 | 143.6 | 151.1 |
| 60–69 | 143.0 | 159.3 |
| 70–79 | 137.0 | 157.1 |
| | Triglyceride (triolene) | |
| 50–59 | 143.5 | 111.2 |
| 60–69 | 133.4 | 117.3 |
| 70–79 | 117.2 | 126.1 |

andere Lipidspiegel unberücksichtigt blieben. In der Altersgruppe zwischen 49 und 82 Jahren war die Gesamtcholesterinmenge für die Entstehung einer Koronarsklerose unbedeutend. Die HDL-Cholesterinkonzentrationen lagen bei Frauen wesentlich höher als bei Männern (Tabelle 3). Zwischen dem 50. und 80. Lebensjahr zeichnete sich bei Frauen ein leichter Abfall des HDL-Cholesterins ab.

Mit dem Fortschreiten der Framingham-Studie verstärkte sich der Eindruck einer inversen Korrelation der HDL-Lipoproteine bzw. der α-Lipoproteine zur Entstehung einer Arteriosklerose. Die Beobachtung einer Reduktion der α-Lipoproteine bei arteriosklerotischen Patienten liegt schon länger zurück (Barr et al. 1951; Nikkila 1953). Barr entwickelte erstmals klinische Vorstellungen über die Bedeutung dieser Befunde. Er vermutete eine Analogie zwischen dem hohen Cholesterinanteil dieser Lipoproteinfraktion bei Kleinkindern sowie den vergleichbaren Lipoproteinkonzentrationen bei Tieren mit einer Resistenz gegen die Arteriosklerose und schloß auf prognostisch positive Effekte. Die Auswirkung des HDL auf die spätere Entwicklung einer Koronarsklerose kann nicht durch eine negative Korrelation zu den Triglyceriden erklärt werden. Die Triglyceride waren in der Framingham-Studie für die Gruppe der Männer nicht von Bedeutung und traten in ihrer Auswirkung für die Gruppe der Frauen im Vergleich zu anderen Parametern (Gewicht, Glukosetoleranz) zurück.

Gofman et al. (1966) berichteten in einer prospektiven Studie über niedrigere HDL-Spiegel bei Männern über 20 Jahren, die später eine Koronarsklerose entwickelten. Die Lipoproteine hoher Dichte zeigten eine inverse Relation zum Gesamtcholesterin. In diesem Zusammenhang ist die Beobachtung von Interesse, daß bei Zunahme der Lipoproteine hoher Dichte niedrige Gesamtcholesterin-Konzentrationen registriert werden (Miller u. Miller 1975). Daraus leitete man die Schlußfolgerung ab, daß die wesentliche Funktion des HDL im Rücktransport des Cholesterins zur Leber besteht, die als einziges Organ Cholesterin ausscheiden kann. Bailey (1965) beobachtete, daß α-Globuline die Cholesterinausscheidung der Zellen erleichtern. Durch In-vitro-Untersuchungen am arteriellen Gewebe des Menschen konnte ein ausgeprägter Effekt der HDL auf die Cholesterin-Elimination aus dem Gewebe demonstriert werden (Bondjers u. Bjorkerud 1975). Beim familiären Lipoproteinmangel fehlt HDL fast vollständig, und in vielen Körpergeweben unter Einschluß der Arterien können hohe Cholesterinanteile nachgewiesen werden. Die Lipoproteine hoher Dichte lassen sich in das Raster derjenigen Lipoproteine einordnen, die sich für die Aussage über die Wahrscheinlichkeit der Koronarsklerose eignen.

Die zuverlässigste Vorhersage der Gefahr einer Koronarsklerose läßt sich dann treffen, wenn die Überprüfung der Lipidparameter das HDL- und LDL-Cholesterin sowie die HDL- und LDL-Triglyceride einschließt.


**Plasmalipide und Lipoproteine unter kontrazeptiver und therapeutischer Anwendung von Steroidhormonen**

Die von den Gestagenen ausgehenden Einflüsse auf die Plasma-Lipidzusammensetzung werden von der Steroidstruktur entscheidend beeinflußt. Daher trägt der

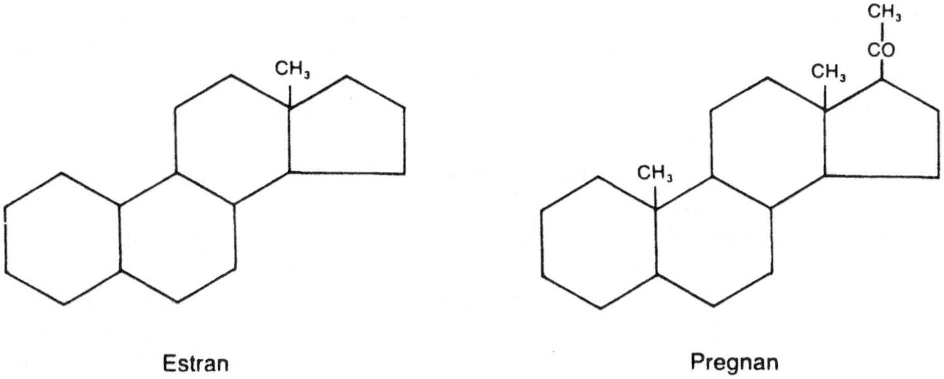

Estran

Pregnan

**Abb. 7.** Struktur der 19-Norsteroide (Steran), Struktur der Hydroxyprogesteron-Derivate (Pregnan)

Einblick in strukturelle Merkmale dieser Substanzklasse zum Verständnis der Kausalzusammenhänge bei. Therapeutisch angewandte Gestagene leiten sich entweder vom 19-Nortestosteron bzw. 17α-Alkyl-19-Norandrostan ab, oder es handelt sich um Derivate des 17α-Hydroxyprogesterons (Abb. 7).
Zum Kennzeichen der 19-Nortestosteron-Derivate gehört der Verlust der angulären C19-Methylgruppe. Die Substanz erhält mit dieser Veränderung ausgeprägte gestagene Aktivität. Es bleiben jedoch in unterschiedlicher Ausprägung restliche androgene Qualitäten erhalten. Außerdem ist die Umstellung vom C19- zum C18-Steroid mit dem Gewinn geringer östrogener Wirksamkeit verbunden. Zusätzliche strukturelle Veränderungen führen zu einer weiteren Wirkungsdissoziation der Moleküle dieser Substanzklasse. Bezüglich weiterer Einzelheiten sei auf die Ausführungen von Rozenbaum (1982) verwiesen. Die zweite Gestagengruppe leitet sich vom 17α-Hydroxyprogesteron ab. Diese Steroide behalten in ihrer Verwandtschaft zum Progesteron gestagene Qualität und entfalten zusätzlich antiandrogene Effekte.
Die Auswirkungen endogener oder exogener Gestagene auf den Lipidstoffwechsel wurden noch vor 10 Jahren vielfach als gering angesehen. In der Diskussion eines Symposiums über das Altern und die Östrogene hatte Boyd (1972) angemerkt, daß Progesteron bei seinen Versuchen nur eine schwache Wirkung auf die Plasmalipide erkennen ließ.
*Tierversuche:* Erste Vorstellungen über den Zusammenhang zwischen Gestagenen und Veränderungen des Lipidstoffwechsels ergaben sich bei Tierversuchen. Man beobachtete, daß Ratten nach Östrogenvorbehandlung unter Gestagengabe eine Hyperphagie und eine Zunahme des Fettgewebes entwickelten (Hervey u. Hervey 1967). Gestagene führen zu einer Vergrößerung der Fettzelle, aber nicht zur Vermehrung der Zellzahl (Salans 1971). Die Triglyceridspeicherung läßt sich auf eine Stimulation der Lipoproteinlipase (LPL) zurückführen. Gestagene begünstigen die enzymatische Hydrolyse zirkulierender Plasmatriglyceride und die Aufnahme der bei dieser Spaltung freiwerdenden Fettsäuren in die Zelle (Kim u. Kalkhoff 1975). Östrogene reduzieren die LPL-Aktivität und die Größe

der Fettzelle. Sie fördern die hepatische Synthese und Freisetzung der triglycerid-
reichen Lipoproteine sehr niedriger Dichte (Kenagy et al. 1981). Progesteron
entwickelt in der Leber gegenüber den Östrogenen antagonistische Effekte.
Danach kann man annehmen, daß der Einfluß von Progesteron auf den Lipidstoffwechsel unter anderem durch die Stimulation der Fettspeicherung im Fett-
und Brustgewebe sowie die Reduktion der durch Östrogene begünstigten Trigly-
ceridfreisetzung zustande kommt (Kim u. Kalkhoff 1975).

*Hormonale Kontrazeptiva:* Die Abweichungen der Plasma-Lipidkonstellation
unter der Anwendung hormonaler Kontrazeptiva ließen sich nicht als ausschließ-
liche Östrogeneffekte erklären und lenkten die Aufmerksamkeit auf die Gestagene. Man beobachtete einen Cholesterinanstieg unter folgenden synthetischen
Gestagenen: Norethisteron, Ethinodioldiacetat, Norethynodrel und Norethiste-
ron-Acetat (Aurell et al. 1966; Wynn et al. 1966). Nach den Ergebnissen einer
Studie bei 676 Frauen kamen Stokes u. Wynn (1971) zu der Feststellung, daß mit
steigendem Gestagenanteil höhere Cholesterinwerte und mit steigendem Östrogengehalt höhere Triglyceridwerte zu erwarten sind. Die Veränderungen zeigten
Ähnlichkeiten zum Typ IV der von Fredrickson beschriebenen Hyperlipopro-
teinämien. Aufgrund der strukturellen Verwandtschaft der 19-Norsteroide zu
oral wirksamen Androgenen bedeutete der Cholesterinanstieg unter den Deriva-
ten dieser Gruppe keine Überraschung.

Neuere Untersuchungen haben in stärkerem Maße die von den strukturellen
Unterschieden der Gestagene ausgehenden Effekte auf die Plasma-Lipoproteine
sowie deren Bedeutung als mögliche Mediatoren der Atherosklerose berücksichtigt.

In ihrer bekannten Studie bei weiblichen Angestellten einer Telefongesellschaft
haben Knopp et al. (1981) die Plasma-Lipoproteine unter der Anwendung von
sechs verschiedenen kontrazeptiven Präparaten und bei postmenopausaler
Östrogenapplikation untersucht. Es handelte sich um 148 Probandinnen und 306
Kontrollen. In den Präparaten waren drei verschiedene Gestagene enthalten
(Norethisteron, Norgestrel, Ethinodioldiacetat). Die Autoren kamen zu folgenden Ergebnissen (Abb. 8):

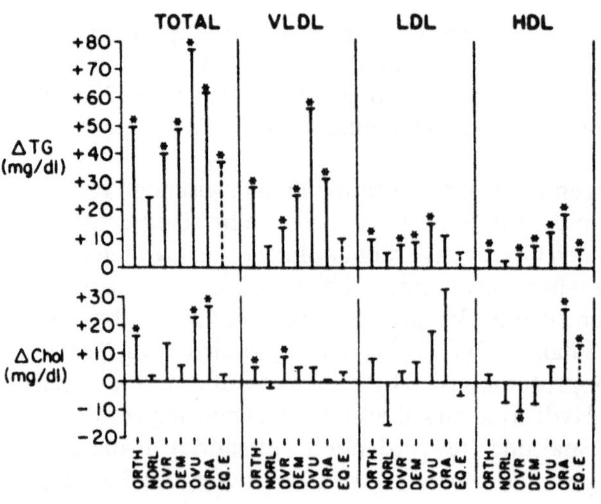


**Abb. 8.** Triglycerid- und Cholesterinkonzentrationen der Lipidproteinfraktionen unter der Einnahme kontrazeptiver Steroide.

* = Signifikante Abweichung von der Kontrollgruppe.

| Kontrazeptivum | Gestagen |
|---|---|
| Ortho-Novum | Norethisteron |
| Norlestrin | Norethisteron |
| Ovral | Norgestrel |
| Demulen | Ethinodiol |
| Ovulen | Ethinoldiacetat |
| Oracon | Ethinoldiacetat |
| Equine estrogens | |

(nach Knopp et al. 1981)

1. In Abhängigkeit von der Östrogendosis fand sich eine statistisch signifikante Zunahme der Plasmatriglyceride und VLDL-Triglyceride sowie ein gering ausgeprägter Anstieg der Triglyceride in den beiden anderen Lipidproteinfraktionen.
2. Die Plasma-Cholesterinkonzentration war weniger markant betroffen als die der Triglyceride. Das VLDL-Cholesterin zeigte für Norethisteron und Norgestrel einen leichten Anstieg.
3. Eine signifikante Reduktion der mittleren HDL-Konzentration war mit der Einnahme von Norgestrel verbunden, ein signifikanter Anstieg mit der Einnahme von Ethinodioldiacetat.
4. Postmenopausale Östrogene bewirkten einen Anstieg der HDL-Cholesterinkonzentration.

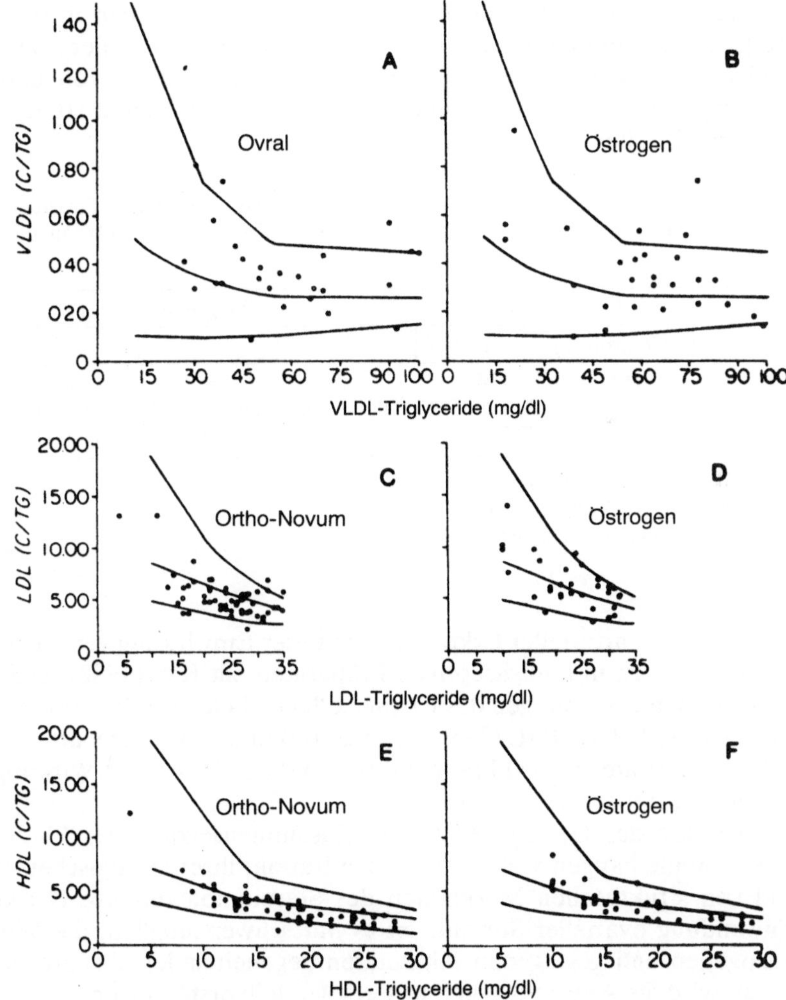


**Abb. 9.** Cholesterin-Triglycerid-Quotienten der Lipoproteinfraktionen in Abhängigkeit vom Triglyceridspiegel (nach Knopp et al. 1966)

5. Die Darstellung des Cholesterin/Triglycerid-Quotienten in Abhängigkeit von der Triglyceridkonzentration (Abb. 9) zeigte bei den Lipoproteinen sehr niedriger Dichte für Norgestrel vorwiegend Ergebnisse oberhalb der Mittelwertslinie des Kontrollkollektivs. Im HDL-Bereich tendierten alle kontrazeptiven Präparate zu Ergebnissen unterhalb der Mittellinie mit Ausnahme von Ethinodioldiacetat.

Hohes VLDL-Cholesterin spricht für einen hohen Gehalt an Apolipoprotein B mit einer Begünstigung der Entstehung einer Gefäßsklerose. Hoher LDL-Triglyceridgehalt begünstigt den Übergang der LDL-Partikel von der strukturierten in die flüssige Phase, hat also gegenüber der Entstehung einer Atherosklerose protektiven Charakter.

Andere Autoren haben den reduzierenden Effekt der 19-Norsteroide auf die HDL-Cholesterinkonzentration bestätigt (Tabelle 4). Wynn et al. (1982) registrierten bei 536 Probandinnen gegenüber 293 Kontrollen in der $HDL_2$- und $HDL_3$-Untergruppierung ähnliche Veränderungen. Auch hier zeigte das Norgestrel einen ausgeprägten antiöstrogenen Effekt. Progesteron und seine $17\alpha$-Hydroxyderivate bewirken keine Depression des HDL und $HDL_2$-Cholesteringehaltes (Bradley et al. 1978).

**Tabelle 4.** Mittlere Cholesterinkonzentrationen der $HDL_2$- und $HDL_3$-Fraktionen in mg/100 ml unter der Einnahme hormonaler Kontrazeptiva und bei Kontrollen (nach Wynn u. Niththyananthan 1982)

| | | Pill group | | | | |
|---|---|---|---|---|---|---|
| | Controls | 1 | 2 | 3 | 4 | 5 |
| No. | 162 | 94 | 125 | 35 | 34 | 74 |
| $HDL_2$ | $25.5 \pm 13.3$ | [1]$21.1 \pm 9.9$ | [2]$20.6 \pm 10.7$ | [3]$20.2 \pm 12.2$ | $27.9 \pm 11.8$ | $28.2 \pm 15.1$ |
| $HDL_3$ | $30.6 \pm 8.3$ | [1]$27.2 \pm 10.0$ | $32.1 \pm 9.0$ | $32.7 \pm 8.7$ | $29.0 \pm 11.8$ | $30.1 \pm 11.8$ |

1 < 0.01   compared with controls
2 < 0.001 compared with controls
3 < 0.05   compared with controls

Über die Rate arterieller Erkrankungen unter Einwirkung verschiedener Gestagendosierungen in kontrazeptiven Präparaten hat Kay (1982) im Rahmen prospektiver Untersuchungen des Royal College of General Practitioners berichtet. Das Ausmaß der HDL-Cholesterin-Reduktion sowie die arteriosklerotische Erkrankungsrate in 1000 Frauenjahren sind der Dosis und Wirkungsstärke des Steroids korreliert (Abb. 10).

Die Effekte der Gestagene auf die Zusammensetzung der Plasmalipide und Lipoproteine hängen von ihrer Konzentration, ihrer biologischen Wirksamkeit und von strukturellen Merkmalen des Steroidmoleküls ab. Bei kombinierter Anwendung ovarieller Steroide ist es nur schwer möglich, die Wirkungen der östrogenen und gestagenen Aktivitäten gegeneinander abzugrenzen. Darüber hinaus wird die Anwendbarkeit unserer Modellvorstellungen im Einzelfall durch die Pharmakokinetik und Metabolisierung der Steroidhormone sowie multifaktorielle Einflüsse nichthormonaler Genese kompliziert.

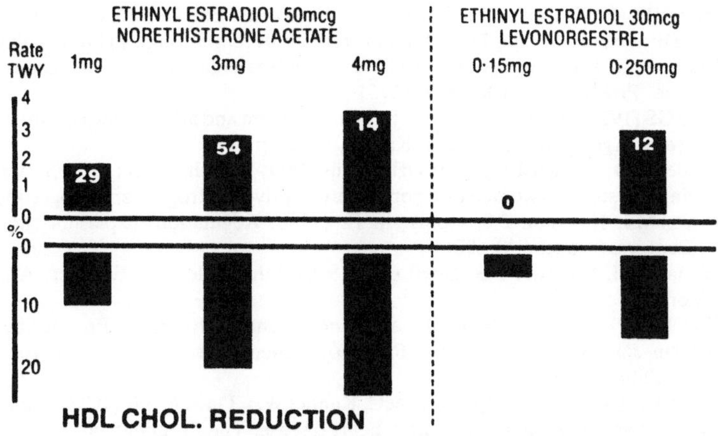


**Abb. 10.** Arterielle Erkrankungen und Abnahme der HDL-Cholesterinspiegel unter der Einnahme verschiedener kontrazeptiver Steroide, TWY = 1000 Frauenjahre (nach Kay 1982)

## Zusammenfassung

Die Lipoproteine werden nach ihrem Sedimentationsverhalten unterteilt in: Lipoproteine sehr niedriger Dichte (VLDL), niedriger Dichte (LDL) und hoher Dichte (HDL). Sie sind Träger von Cholesterin, Triglyceriden und Phospholipiden.
Die Funktion der VLDL besteht im Transport der Triglyceride zu den Körpergeweben. Dort werden die Fettsäuren der Triglyceride hydrolysiert. Im Verlauf des VLDL-Katabolismus entsteht eine Restsubstanz, die von der Leber aufgenommen und zu LDL umgewandelt wird. Die LDL-Fraktion transportiert den größten Cholesterinanteil im Plasma. Diesen Partikeln wird eine ausgeprägte atherogene Wirksamkeit beigemessen, da sie die Gefäßwand penetrieren können und damit zum Entstehen der Arteriosklerose beitragen. Die HDL dagegen werden nach heutiger Auffassung als fettarme Partikel in der Leber gebildet und sind über die Blutzirkulation in der Lage, aus der Gefäßwand Cholesterin wieder aufzunehmen, abzutransportieren und ihre Ausscheidung über die Galle zu induzieren. Den HDL-Lipoproteinen muß demnach eine ausgesprochene Schutzwirkung gegenüber der Atherosklerose zugebilligt werden. Es erscheint demnach sinnvoll, eine orale Kontrazeption zu wählen, die nicht zur Senkung des HDL-Spiegels führt.

## Literatur

Alvarez De RR, Gaiser DF, Simkins DM, Smith EK, Bratvold GE (1959) Serial studies of serum lipids in normal human pregnancy. Am J Obstet Gynecol 77:743
Aurell M, Cramer K, Rybo G (1966) Serum lipids and lipoproteins during long-term administration of an oral contraceptive. Lancet I:291

Bailey JM (1965) Lipid metabolism in cultured cells. Exp Cell Res 37:175

Barr DP, Russ EM, Eder HA (1951) Protein-lipids relationships in human plasma. Am J Med 11:480

Bondjers G, Bjorkerud S (1975) HDL dependent elimination of cholesterol from human arterial tissue. Proc Eur Soc Clin Invest 9:51

Boyd GS (1973) Oestrogens, cholesterol metabolism and atherosclerosis. In: van Keep PA, Lauritzen C (eds) Ageing and estrogens. Karger, Basel, p 74

Bradley DD, Wingerd J, Petitti DB, Krauss MD, Ramcharan S (1978) Serum high-density-lipoprotein cholesterol in women using oral contraceptives, estrogens and progestins. N Engl J Med 299:17

Brown MS, Kovanen PT, Goldstein JL (1981) Regulation of plasma cholesterol by lipoprotein receptors. Science 212:628

Furman RH, Schettler FG, Boyd GD (1969) Atherosclerosis. Elsevier, Amsterdam London New York

Glueck CJ, Fallat R (1974) Gonadal hormones and triglycerides. Proc R Soc Med 67:667

Gofman JW, Young W, Tandy R (1966) Ischemic heart disease atherosclerosis and longevity. Circulation 34:679

Gordon T, Castelli WP, Hjortland MC, Kannel WB, Dawber TR (1977) High density lipoprotein as a protective factor against coronary heart disease. The Framingham study. Am J Med 62:707

Hazzard WR (1977) Primary type III hyperlipoproteinemia. In: Rifkind BM, Levy PJ (eds) Hyperlipidemia. Diagnosis and therapy. New York

Hervey E, Hervey GR (1967) The effects of progesterone on body weight and composition in the rat. J Endocrinol 37:361

Jaisle F (1972) Lipide während der Schwangerschaft und Niederkunft. Karger, Basel

Kalkhoff RK (1982) Metabolic effects of progesterone. Am J Obstet Gynecol 142:735

Kay CR (1982) Progestogens and arterial disease. Evidence from the Royal College of General Practitioners study. Am J Obstet Gynecol 142:762

Kenagy R, Weinstein I, Heimberg M (1981) The effects of 17β-estradiol and progesterone on the metabolism of free fatty acid by perfused livers from normal female and ovarectomized rats. Endocrinology 108:1616

Kim HJ, Kalkhoff RK (1975) Sex steroid influence in triglyceride metabolism. J Clin Invest 56:888

Kim HJ, Kalkhoff RK (1979) Changes in lipoprotein composition during the menstrual cycle. Metabolism 28:663

Knopp RH, Walden CE, Wahl PW (1981) Oral contraceptive and postmenopausal estrogen effects on lipoprotein triglyceride and cholesterol in an adult female population: Relationships to estrogen and progestin potency. J Clin Endocrinol Metab 53:1123

Knopp RH, Walden CE, Wahl PW, Hoover JJ (1982) Effects of oral contraceptives in lipoprotein triglyceride and cholesterol: Relationships to estrogen and progestin potency. Am J. Obstet Gynecol 142: 725

Miller GJ, Miller NE (1975) Plasma-high-density-lipoprotein concentration and development of ischemic heart disease. Lancet 1:16

Nikkila E (1953) Studies on the lipid-protein relationship in normal and pathological sera and the effect of heparin or serum lipoproteins. Scand J Clin Lab Invest 5 (Suppl):8

Oster P, Arab L, Kohlmeier M, Mordasini R, Schellenberg B, Schlierf G (1982) Effects of estrogens and progestogens on lipid metabolism. Am J Obstet Gynecol 142:773

Patt V (1970) Ovarialfunktion und Coronarsklerose. II: Lipidstoffwechsel. Gynäkologe 2:131

Rozenbaum H (1982) Relationships between chemical structure and biological properties of progestogens. Am J Obstet Gynecol 142:719

Salans LB (1971) Influence of progestin and estrogen on fat cell size, number glucose metabolism and insulin sensitivity. Proc 53 Meeting Endocr Soc San Francisco A, p 59

Stokes T, Wynn V (1971) Serum-lipids in women on oral contraceptives. Lancet II:677

Winkel CA, Snyder JM, MacDonald PC, Simpson ER (1980) Regulation of cholesterol and progesterone synthesis in human placental cells in culture by serum lipoproteins. Endocrinology 106:1054

Wynn V, Doar JWH, Mills GL (1966) Fasting serum triglycerides, cholesterol and lipoprotein levels during oral contraceptive therapy. Lancet II:756

Wynn V, Niththyananthan R (1982) The effect of progestins in combined oral contraceptives on serum lipids with special reference to high-density lipoproteins. Am J Obstet Gynecol 142:766

# 3.3 Lipidstoffwechsel unter oralen Kontrazeptiva: Konsequenzen für die Praxis

P. Oster

Die wasserunlöslichen Lipide können im Blut nur in Form von Protein-Lipid-komplexen transportiert werden. Diese Lipoproteine enthalten Triglyceride, Cholesterin, Phospholipide und die sog. Apoproteine. Für die Unterscheidung und Auftrennung der Lipoproteine hat sich heute die Technik der Ultrazentrifugation durchgesetzt, wobei die Partikel entsprechend ihrer Dichte flottieren und auch benannt werden: VLDL (very low density lipoproteins), LDL (low density lipoproteins) und HDL (high density lipoproteins), dazu die Chylomikronen, die bereits vor der Ultrazentrifugation im Reagenzglas „aufrahmen". Die LDL-Fraktion ist die gefährliche atherogene Fraktion als Hauptträger von Cholesterin und Apoprotein B, während der HDL-Fraktion, gemessen am HDL-Cholesterin, eine Schutzwirkung vor der Arteriosklerose zuzukommen scheint (Miller 1978). Hierbei ist eine weitere Unterteilung der HDL möglich – derzeit in erster Linie von wissenschaftlichem Interesse, wobei die eigentlich antiatherogene Fraktion das $HDL_2$ darstellt. Es wird auch versucht, statt des HDL-Cholesterins (20% der HDL-Masse) die Apoproteine $A_1$ und $A_2$ (50% der HDL-Masse) zu messen; Macieko et al. (1983) fanden mit der Apoproteinmessung bessere Ergebnisse als mit der HDL-Cholesterinbestimmung.

**Epidemiologische Grundlagen**

In zahlreichen epidemiologischen Untersuchungen wurde während der Einnahme oraler Kontrazeptiva eine Vermehrung von Risikofaktoren (Fettstoffwechselstörungen, Hypertonie, gestörte Glukosetoleranz) und von Krankheiten gefunden (Tabelle 1, Lit. bei Vessey 1980). In diesem Zusammenhang soll hier nur auf 3 Punkte hingewiesen werden:
a) Abhängigkeit von der Zeit: die Risikofaktoren steigen mit zunehmender Dauer des Gebrauches oraler Kontrazeptiva an; paradigmatisch sei ein höherer Apoprotein-B-Spiegel genannt, nach 10 Jahren gegenüber Einnahme unter 5 Jahren mehr als verdoppelt (Arab et al. 1982). Ähnliches gilt für die Hypertonie (Weis et al. 1974).
b) Wirkungen nach Absetzen der oralen Kontrazeptiva: von Slone et al. (1981) wurde ein erhöhtes Risiko der koronaren Herzkrankheit bis 10 Jahre nach Absetzen der „Pille" beschrieben, dazu noch abhängig von der früheren Einnahmedauer.
c) Potenzierung von Risikofaktoren: Besonders bei der Einnahme oraler Kontrazeptiva gilt die allgemeine Feststellung, daß das Vorhandensein mehrerer Risikofaktoren die Gefährdung der Patienten potenziert. Alleine das Zigarettenrauchen führt zu wesentlich höherer Gefährdung durch koronare Herz-

krankheit (s. Tabelle 1); durch Kombination von Rauchen und Hypertonie bei
gleichzeitiger Einnahme der Pille sind Frauen, an sich vor frühem Herzinfarkt
weitgehend geschützt, genauso gefährdet wie Männer.

**Tabelle 1.**   Häufigkeit von Krankheiten während der Einnahme oraler Kontrazeptiva

| | |
|---|---|
| Venöse Thromboembolien mit Lungenembolie | 4–11 × |
| Zerebrovaskuläre Zwischenfälle inkl. Subarachnoidalblutungen | 6–9 × |
| Koronare Herzkrankheit | 3–4 × |
|    bei Raucherinnen | 20 × |
|    (Potenzierung anderer Risikofaktoren) | |
| Gallensteine | 4 × |

## Lipidveränderungen unter „natürlichem" Hormoneinfluß

In der zweiten, gestagenbetonten Hälfte des monatlichen Zyklus der Frau sind
die Werte für Gesamtcholesterin, LDL-Cholesterin und LDL-Apoprotein B um
10–25% niedriger, HDL-Cholesterin steigt etwas an (Kim u. Kalkhoff 1979).
Nach der Menopause steigen die atherogenen Lipoproteinwerte bei der Frau an,
das antiatherogene HDL-Cholesterin fällt ab. Während der 6. Dekade sind die
LDL-Cholesterinwerte der Frau sogar höher als diejenigen des Mannes (Rifkind
et al. 1979).
Alle Lipoproteinfraktionen steigen in der Schwangerschaft an (VLDL, LDL und
HDL), entsprechend sind die Gesamttriglycerid- und Gesamtcholesterinwerte
im Plasma erhöht. Da die Zahl der Schwangerschaften bzw. der geborenen
Kinder aber keine Beziehung zur Inzidenz der koronaren Herzkrankheit auf-
weist, scheinen diese Veränderungen von untergeordneter Bedeutung (Hillman
et al. 1975).

## Wirkung exogener Hormone auf die Lipide

Exogen zugeführtes Östrogen führt zu einem Anstieg von Triglyceriden und
HDL-Cholesterin sowie einem Abfall des LDL-Cholesterins (Bradley et al. 1978;
Tikkanen u. Nikkilä 1981). Bei einzelnen Patientinnen können die Triglyceride
extrem stark ansteigen und eine akute Pankreatitis hervorrufen.
Die LDL und HDL-Veränderungen weisen auf eine günstige Konstellation zur
Verhinderung einer koronaren Herzkrankheit hin. Im Coronary Drug Project
mußte jedoch bei Männern nach Herzinfarkt die Östrogengruppe vorzeitig
wegen vermehrter Todesfälle aufgelöst werden. Östrogene waren hier als Lipid-
senker eingesetzt, allerdings in hoher Dosierung (2,5 und 5 mg/Tag) (Carlson u.
Roessner 1975). Andererseits scheint Östrogentherapie in der Menopause die
Mortalitätsrate senken zu können; teilweise kann dieser günstige Effekt durch
die höheren HDL-Cholesterinwerte erklärt werden (Bush et al. 1983).
Exogene Progestagene senken den HDL-Cholesterinspiegel und erhöhen das
LDL-Cholesterin. Ähnlich exogenen Androgenen können einige Progestagene

die Triglyceride senken, indem die Clearance erhöht wird (Glueck u. Fallat 1974). Diese differenzierten Wirkungen der Progestagene hängen von ihren androgenen, antiöstrogenen und östrogenen Eigenschaften ab (Bradley et al. 1978). Einige Progestagene, z. B. Medroxyprogesteron, haben geringere Effekte auf das HDL-Cholesterin als andere Progestagene (Hirvonen et al. 1981; Silferstolpe et al. 1979).

Es bestehen also Unterschiede in der Wirkung exogener und endogener Geschlechtshormone bei Männern und Frauen, bei Frauen zusätzlich vor und nach der Menopause. Mit spezifischen Interaktionen bei der Kombinationstherapie ist außerdem zu rechnen (Wahl et al. 1983). Jedenfalls sind niedrige Dosierungen zu bevorzugen; neuere trizyklische Präparate zur Antikonzeption haben möglicherweise die geringsten Stoffwechseleffekte.


## Konsequenzen für die Praxis

Die meisten schwerwiegenden internistischen Komplikationen durch orale Kontrazeptiva lassen sich bei Beachtung der Kontraindikationen und bei richtiger Auswahl der Präparate vermeiden, wie sich in Großbritannien mit den neueren niedrig dosierten Präparaten und durch entsprechende Aufklärung gezeigt hat. Aus praktischer Sicht sind dazu 2 Punkte besonders zu beachten:

a) der Gynäkologe ist der Hausarzt der jungen Frauen; daher müssen vom Gynäkologen auch die präventiven Maßnahmen ergriffen werden, ehe ein Rezept für orale Kontrazeptiva ausgestellt wird;

b) fast die Hälfte der jungen Frauen nimmt orale Kontrazeptiva (Daten der Heidelberg-Studie, Arab et al. 1982).

Nicht alle Frauen können einem großen Screeningprogramm unterzogen werden, was letztlich auch nicht sinnvoll wäre. Deshalb ist in Tabelle 2 ein Minimalprogramm bei Verwendung der Pille vorgeschlagen; in der Familienanamnese ist auf frühzeitige Todesfälle an kardiovaskulären Erkrankungen zu achten, in der Eigenanamnese besonders auf das Rauchen (wesentlich erhöhte Komplikationsrate) und eventuelle Herzkrankheiten; als minimales Untersuchungsprogramm ist der Blutdruck zu messen (bei Hypertonie keine Pille). Obwohl über 40jährige Frauen oft die Pille besonders benötigen, steigt bei diesem Personenkreis das Risiko für Komplikationen ganz besonders an. Alternative Kontrazeptionsmethoden sind daher zu bevorzugen. Vor abdominellen Eingriffen sollte die Pille abgesetzt werden. Die vielfältigen internationalen Bemühungen zur Prävention

**Tabelle 2.** Konsequenzen bei der Verwendung oraler Kontrazeptiva

---

- Familienanamnese:    frühzeitiger Herztod, Lungenembolien
- Eigenanamnese:    Rauchen!, vorbestehende Krankheiten, z. B. Mitralvitium
- Untersuchung:    Blutdruckmessung, Varikosis
- Keine oralen Kontrazeptiva über 40 Jahre
- Vor abdominalem Eingriff absetzen
- Ernährungsberatung
- Bei auftretenden Erkrankungen: Überprüfung eines möglichen Zusammenhangs mit Einnahme der oralen Kontrazeptiva

---

der koronaren Herzkrankheit, gegeben von vielen Organisationen an die allgemeine Bevölkerung mit den Schwerpunkten Rauchen, Ernährung, hoher Blutdruck und körperliche Bewegung, sind besonders angebracht bei einer Risikogruppe wie den Frauen, die orale Kontrazeptiva einnehmen. In Tabelle 2 ist
paradigmatisch für eine gesunde Lebensweise das Stichwort Ernährungsberatung
genannt. Schließlich sollte bei allen während der Einnahme von oralen Kontrazeptiva auftretenden Erkrankungen überprüft werden, ob ein Zusammenhang
bestehen könnte. Die Zahl der mit Einnahme der Pille assoziierten Erkrankungen ist sehr groß, wenn auch mit geringer Inzidenz. Andererseits ist das Risiko
der Pille bei einer Nichtraucherin unter 35 Jahren geringer als ¼ des Risikos einer
Schwangerschaft (Stadel 1981).

## Zusammenfassung

Zahlreiche Krankheiten besonders aus dem Formenkreis der Arteriosklerose
können durch orale Kontrazeptiva verursacht werden; dabei sind Fettstoffwechselstörungen mit erhöhtem LDL-Cholesterin ein wichtiger Risikofaktor. Neben
der Beeinflussung der Lipide durch Östrogene sind in den letzten Jahren auch die
Lipideffekte der Gestagene in den Blickpunkt gerückt, die den antiatherogenen
HDL-Cholesterinspiegel erniedrigen können.
Die Umsetzung der epidemiologischen Erkenntnisse in die Praxis muß durch den
Gynäkologen erfolgen, den Hausarzt der jungen Frauen. Ein einfaches Schema
für die Praxis wird empfohlen.

## Literatur

Arab L, Schellenberg B, Schlierf G et al. (1982) Nutrition and health. A survey of young men and
    women in Heidelberg. Nutr Metabol 26 [Suppl 1] p 1–244
Bradley DD, Wingerd J, Petitti DB, Krauss RM, Ramcharan S (1978) Serum high density lipoprotein
    cholesterol in women using oral contraceptives, estrogens and progestagens. N Engl J Med
    299:17–20
Bush TL, Cowan LD, Barrett-Connor E, Criqui MH, Karon JM, Wallace RB, Tyroler HA, Rifkind
    BM (1983) Estrogen use and all-cause mortality. JAMA 249:903–906
Carlson LA, Rössner S (1975) Results of the coronary drug project – an interpretation. Atherosclero-
    sis 22:317–324
The Coronary Drug Project Research Group (1975) Clofibrate and niacin in coronary heart disease.
    JAMA 231:360–365
Glueck CJ, Fallat R (1974) Gonadal hormones and triglycerides. Proc Roy Soc Med 67:667
Hillman L, Schonfeld G, Miller JP, Wulff G (1975) Apolipoproteins in human pregnancy. Metabo-
    lism 24:943–952
Hirvonen E, Mälkönen M, Manninen V (1981) Effects of different progestagens on lipoproteins
    during postmenopausal replacement therapy. N Engl J Med 304:560–563
Kim H-J, Kalkhoff RK (1979) Changes in lipoprotein composition during the menstrual cycle.
    Metabolism 28:663
Macieko JJ, Holmes DR, Kottke BA, Zinsmeister AR, Dinh DM, Mao SJT (1983) Apolipoprotein
    A–I as a marker of angiographically assessed coronary-artery disease. N Engl J Med 309:385–389
Miller NE (1978) The evidence for the antiatherogenicity of high density lipoprotein in man. Lipids
    13:914–919

Rifkind BM, Tamir I, Heiss G, Wallace RB, Tyroler HA (1979) Distribution of high density and other lipoproteins in selected LRC prevalence study populations: a brief survey. Lipids 14:105–112

Silferstolpe G, Gustafson A, Samsioe G, Svanborg A (1979) Lipid metabolic studies in oophorectomized women. Effects of three different progestagens. Acta Obstet Gynecol Scand [Suppl] 88:89–95

Slone D, Shapiro S, Kaufmann DW, Rosenberg L, Mettinen OS, Stolley PD (1981) Risk of myocardial infarction in relation to current and discontinued use of oral contraceptives. N Engl J Med 305:420–424

Stadel BV (1981) Oral contraceptives and cardiovascular disease. N Engl J Med 305:612–618, 672–677

Tikkanen MJ, Nikkilä EA (1981) Menopausal oestrogen therapy, serum lipoproteins, and ischemic heart disease. Lancet I: 1319

Vessey MP (1980) Female hormones and vascular disease: an epidemiologic overview. Br J Fam Plann 6 [Suppl]: 1–12

Wahl P, Walden C, Knopp R, Hoover J, Wallace R, Heiss G, Rifkind B (1983) Effect of estrogen/progestin potency on lipid/lipoprotein cholesterol. N Engl J Med 308:862–867

Weir RJ, Briggs E, Mack A et al. (1974) Blood pressure in women taking oral contraceptives. Br Med J I: 533

# 3.4 Bericht über eine vergleichende Studie zum Einfluß dreier oraler Kontrazeptiva auf Serum-Lipoproteine

S. A. Pasquale

Seit Publikation der *„Framingham-Studie"* (Gordon et al. 1977) besteht ein außerordentlich starkes wissenschaftliches Interesse an Fragen des Zusammenhangs zwischen koronarer Herzkrankheit und dem an „High-Density-Lipoprotein (HDL)" gebundenen Serum-Cholesterin. Bekannterweise hat diese Studie gezeigt, daß die HDL-Spiegel bei Frauen höher waren als bei Männern, und daß ein reziprokes Verhältnis zwischen HDL-Spiegeln und dem „koronaren Risiko" besteht. Zilcher et al. (1979) haben dies bei anderen Krankheiten mit Arteriosklerose bestätigt. Eine Reihe von Arbeiten (Arntzenius et al. 1978; Rossner 1978; Knopp et al. 1981) zeigten einen Zusammenhang zwischen der Einnahme oraler Kontrazeptiva und einer Erniedrigung des HDL-Cholesterins auf. Wie Bradley et al. (1978) von der Kaiser-Permanente-Clinic in Walnut-Creek zuerst beobachteten, reagiert die HDL-Fraktion empfindlich auf die einzelnen in oralen Kontrazeptiva enthaltenen Steroide (Tabelle 1): Während die hochdosierten konjugierten bzw. veresterten Östrogene eine signifikante Erhöhung der HDL-Werte auslösten, die mit zunehmender Östrogenkonzentration anstieg, war ein entsprechender Effekt bei Ethinylestradiol offenbar konzentrationsunabhängig. Bei Patienten, die Norethisteronacetat erhalten hatten, war eine signifikante Abnahme der HDL-Fraktion zu beobachten.

**Tabelle 1.** Serum-HDL-Cholesterin: Wirkung von Östrogenen und Gestagenen (nach Bradley et al. 1978)

| Verbindung | Serum-HDL-Cholesterin (mg/dl) | | | |
| | tgl. Dosis | Mittel | Differenz[a] | P-Wert |
|---|---|---|---|---|
| Konjugiertes/ | = 625 µg | 66,7 | 6,7 | 0,001 |
| verestertes Östrogen | = 1250 µg | 70,0 | 10,0 | 0,001 |
| Ethinylestradiol | 20 µg | 76,5 | 16,5 | 0,001 |
| | 50 µg | 75,1 | 15,1 | 0,001 |
| Norethisteronacetat | 5,0 mg | 44,2 | − 15,8 | 0,001 |

[a] gegen Kontrollen

Bei den Wirkungen von Östrogen-Gestagen-Kombinationen spielte außer der Konzentration und der Art des Gestagens auch das Dosisverhältnis eine Rolle: 50 µg Mestranol in Kombination mit 1 mg Norethisteron zeigten ebenso wie 100 µg und 2 mg Norethisteron keinen signifikanten Effekt, während 80 µg Mestranol + 1 mg Norethisteron eine leichte Erhöhung bewirkte. Andererseits sahen sie bei 0,5 mg Norgestrel mit 50 µg Ethinylestradiol eine leichte Erniedrigung der HDL-Lipoproteine, ebenso mit 0,3 mg und 30 µg, was offenbar mit der Art des verwendeten Gestagens zusammenhängt (Tabelle 2).

**Tabelle 2.** Wirkung von Östrogen-Gestagen-Kombinationen (nach Bradley et al. 1978)

| Serum-HDL-Cholesterin (mg/dl) | | | | |
|---|---|---|---|---|
| Östrogen (µg) | Gestagen (mg) | Mittelwert | Differenz | P-Wert |
| ME  50 | NE 1,0 | 60,1 | 0,1 | NS |
| ME  80 | NE 1,0 | 62,8 | 2,8 | 0,05 |
| ME 100 | NE 2,0 | 61,4 | 1,4 | NS |
| EE 50 | NA 1,0 | 60,8 | 0,8 | NS |
| EE 50 | NA 2,5 | 50,3 | – 9,7 | 0,01 |
| EE 30 | NG 0,3 | 55,2 | – 4,8 | NS |
| EE 50 | NG 0,5 | 50,4 | – 9,6 | 0,001 |

EE = Ethinylestradiol      ME = Mestranol
NA = Norethisteronacetat      NG = Norgestrel
NE = Norethisteron

Um der Wirkung von Östrogen-Gestagen-Kombinationen, wie sie in oralen Kontrazeptiva verwandt werden, weiter nachzugehen, wurde eine Doppelblindstudie über drei in den USA marktgängige Präparate (In Deutschland im Handel als: Ovysmen 1/35®, Ovysmen 0,5/35®, Ortho-Novum 1/50®) durchgeführt, bei der eine Reihe von Laborparametern des Lipidstoffwechsels bestimmt wurde. Die Studie (Pasquale et al. 1982) wurde kürzlich in ausführlicher Weise publiziert. Die wesentlichsten Daten hieraus sind in Tabelle 3 zusammengefaßt.
Wir hatten uns zu einer multizentrischen Doppelblindstudie mit einem gemeinsamen Protokoll entschlossen. Die Versuchspräparate wurden speziell für uns hergestellt und sahen gleich aus. Wir testeten drei orale Kontrazeptiva. Eines

**Tabelle 3.** Wirkung von Östrogen/Gestagen-Kombinationen (Pasquale et al. 1982)

| HDL, LDL, Cholesterin, Triglyceride | | | | | | | | |
|---|---|---|---|---|---|---|---|---|
| Serum-Best. | | | Mittelwerte | | Differenz | | P-Werte | |
| mg/dl | Östrogen (µg) | Gestagen (mg) | Z 2 | Z 4 | Z 2 | Z 4 | Z 2 | Z 4 |
| | EE 35 | NE 1,0 | 56,1 | 58,0 | – 2,1 | 0,8 | 0,26 | 0,66 |
| HDL | EE 35 | NE 0,5 | 59,7 | 61,5 | 3,1 | 5,9 | 0,22 | 0,15 |
| | ME 50 | NE 1,0 | 58,5 | 55,1 | 3,1 | 0,3 | 0,31 | 0,87 |
| | EE 35 | NE 1,0 | 94,1 | 99,6 | – 5,5 | – 1,7 | 0,47 | 0,72 |
| LDL | EE 35 | NE 0,5 | 110,9 | 124,0 | –10,5 | – 0,9 | 0,11 | 0,95 |
| | ME 50 | NE 1,0 | 120,3 | 118,3 | – 8,1 | –16,9 | 0,44 | 0,24 |
| | EE 35 | NE 1,0 | 189,9 | 190,8 | 5,0 | 7,5 | 0,31 | 0,21 |
| CHOL | EE 35 | NE 0,5 | 202,1 | 211,7 | – 1,0 | 6,0 | 0,89 | 0,37 |
| | ME 50 | NE 1,0 | 220,8 | 215,8 | 8,7 | – 1,3 | 0,26 | 0,88 |
| | EE 35 | NE 1,0 | 144,0 | 139,3 | 13,9 | 11,9 | 0,05 | 0,35 |
| TRIG | EE 35 | NE 0,5 | 157,3 | 158,2 | 39,6 | 35,0 | 0,04 | 0,03 |
| | EE 50 | NE 1,0 | 173,9 | 173,8 | 23,6 | 4,6 | 0,02 | 0,74 |

EE = Ethinylestradiol    ME = Mestranol    NE = Norethisteron

enthielt 1 mg Noresthisteron (NE) und 35 µg Ethinylestradiol (EE), ein zweites 0,5 mg NE und 35 µg EE und schließlich ein drittes 1 mg NE und 50 µg Mestranol (ME).

Dies gab Gelegenheit, den Einfluß sowohl zweier verschiedener Gestagendosen zu vergleichen, als auch den Einfluß unterschiedlicher Östrogene. Es wurden normale gesunde Frauen zwischen 18 und 38 Jahren in die Studie aufgenommen, die reguläre Zyklen hatten und entweder noch nie oder seit mindestens 3 Monaten nicht mehr Kontrazeptiva genommen hatten. Nach Geburten, Aborten oder IUD-Entfernungen mußte mindestens wieder ein kompletter Zyklus abgelaufen sein. Andere kontrazeptive Methoden durften nicht gleichzeitig angewandt werden.

Die Eingangsuntersuchungen ergaben gute Übereinstimmungen zwischen den Versuchs- und Kontrollgruppen, unter denen die Werte später verglichen wurden. Die Frauen wurden angewiesen, die Präparate nach Vorschrift über vier Zyklen zu nehmen. Eingangs, nach dem zweiten („Z 2") und nach dem vierten („Z 4") Zyklus wurden im gleichen Zentrallabor die HDL-, LDL-, Cholesterin- und Triglyceridwerte bestimmt.

Wie Tabelle 3 zeigt, wiesen die HDL-, LDL- und Cholesterinwerte bei allen drei untersuchten Kombinationen keinerlei signifikante Veränderungen auf. Die Triglyceridwerte waren zwar nach dem zweiten Zyklus bei allen drei Präparaten signifikant erhöht, nach dem vierten Zyklus jedoch nur noch bei der Kombination mit der niedrigen Gestagenkomponente. Diese biasfreie Kurzzeitstudie ergab also keinen signifikanten Einfluß der untersuchten niedrig dosierten Kontrazeptiva auf den Lipidstoffwechsel der Frauen.

## Literatur

Arntzenius AC, van Gent GM, van der Voort H, Stegerhoek CI, Styblo K (1978) Reduced high-density lipoprotein in women aged 40–41 using oral contraceptives. Consultations Bureau Heart Project. Lancet I: 1221

Bradley DD, Wingerd J, Petitti DB, Krauss RM, Ramcharan S (1978) Serum high-density lipoprotein cholesterol in women using oral contraceptives, estrogens and progestins. N Engl Med 299:17

Gordon T, Castelli WP, Hjortland MC, Kannel WB, Dawber TR (1977) High-density lipoprotein as a protective factor against coronary heart disease: The Framingham Study. Am J Med 62:707

Knopp RH, Walden CE, Wahl PW, Hoover JJ, Warwick GR, Albers JJ, Ogilvie JT, Hazzard WR (1981) Oral contraceptive and postmenopausal estrogen effects on lipoprotein triglyceride and cholesterol in an adult femal population: relationships to estrogen and progestin potency. J Clin Endocrinol Metab 53:1123

Pasquale SA, Murphy RJ, Norwood PK, McBride LC (1982) Results of a study to determine the effects of three oral contraceptives on serum lipoprotein levels. Fertil Steril 38:559–563

Rossner S (1978) Lowering of H.D.L. cholesterol by oral contraceptives. Lancet II: 269

Zilcher H, Kaliman J, Muller M (1979) H.D.L. cholesterol in peripheral vascular disease. Lancet I: 558

# 3.5 Diskussion

Leitung: E. Kuss

**Bauer:** Von internistischer Seite wurde die Frage des Absetzens der Pille vor der Operation angeschnitten. Das ist für uns sehr wichtig. Ich weiß aber, daß es dabei gegenteilige Meinungen gibt.

**Oster:** Es gibt zwei bekannte Untersuchungen zu dieser Frage. In beiden Fällen ergibt sich ein erhöhtes thromboembolisches Risiko, wenn in den letzten 4 Wochen vor einer Operation orale Kontrazeptiva noch gegeben und dann abgesetzt wurden. Das ist auch der Grund, warum Gerinnungsforscher uns immer wieder den Rat geben, bei Notfalloperationen lieber die orale Kontrazeption fortzusetzen als sie abrupt abzubrechen. Ich würde auch dafür plädieren, wenn es keine länger geplanten Operationen sind, die oralen Kontrazeptiva lieber beizubehalten. Eine entsprechende Thromboseprophylaxe ist selbstverständlich zu betreiben.

**Eiselstatt:** Ergeben sich aus den hier vorgetragenen Untersuchungen Schlußfolgerungen für die Behandlung des klimakterischen Syndroms?

**Patt:** Für Frauen ab 40 sind die Gefahren einer Behandlung mit Sexualhormonen zweifellos am größten. Bei diesen Frauen ist ganz besonders auf kardiovaskuläre Risikofaktoren zu achten. Wenn man bei über 40jährigen Frauen eine Pille verordnet, dann sollte man die niedrigst dosierten Präparate bevorzugen. Eventuell sind auch die neueren triphasischen Kontrazeptiva in Erwägung zu ziehen. Für die Behandlung klimakterischer, vor allem postmenopausaler, Beschwerden ist die Östrogenanwendung nach wie vor bei einer klaren Symptomatik unter den bisherigen Vorstellungen möglich.
Es sind jetzt erste Ergebnisse einer Arbeitsgruppe aus Houston, Texas, bekannt geworden, daß Frauen, die im Klimakterium mit Östrogenen behandelt wurden, länger gelebt haben. Dies wäre sicher als günstiger Effekt zu bezeichnen. Trotzdem gibt es natürlich die Ihnen bekannten Nebenwirkungen.

*Zwischenfrage:* Gibt es da auch Erkenntnisse über Effekte des reinen Estriol oder Estradiol auf das HDL?

**Patt:** Man kann davon ausgehen, daß die Östrogene generell das HDL-Cholesterin erhöhen, wobei allerdings die generelle Schlußfolgerung „hohes HDL-Cholesterin ist gut" und deshalb solle man eine Erhöhung des HDL-Cholesterins anstreben, nicht unbedingt haltbar ist. Zu erinnern wäre an den HDL-Effekt der Pestizide. Ferner könnte man die Erfahrung aus dem „Coronary Drug Project" in den USA mit Östrogen, allerdings in recht hoher Dosierung, anführen. Östrogene wurden dort auf Grund ihrer bekannten günstigen Lipideffekte über mehrere Jahre gegeben bei Patienten, die einen Herzinfarkt durchgemacht hatten.

Und beide Östrogengruppen der Studie mußten vor der geplanten Beendigung herausgenommen werden, weil mehrere Todesfälle aufgetreten waren. So einfach ist die generelle Schlußfolgerung also nicht.

**Hammerstein:** Ich glaube, daß man die Zahlen heute möglicherweise nicht mehr so stehen lassen kann. Die Mehrheit der Gefährdungsraten oder Risikoquoten, die Herr Oster angegeben hat, stammen aus einer Zeit, wo wir Kontrazeptiva noch sehr viel höher als heute dosiert haben. Auch wenn die Zeit noch zu kurz ist, über niedriger dosierte Präparate schlüssige Auskünfte zu bekommen, sollte man davon ausgehen, daß heute sicherlich die Risiken geringer sind, als man aus den nun klassischen Studien ableiten kann.

**Patt:** Ich bin ganz Ihrer Meinung. Es gibt z. B. aus einer englischen Studie die Erfahrung, daß in den letzten 1–2 Jahren die Erfassung von Todesfällen deshalb schwieriger geworden ist, weil in der „Pillen"-behandelten Gruppe weniger Frauen verstarben als noch vor einigen Jahren. Die Verschreibungsgewohnheiten haben sich im übrigen in England wesentlich früher als bei uns in Richtung niedrig dosierter Präparate geändert. Für die Praxis heute erscheint es mir am ehesten wichtig, bestimmte Patiententypen herauszusuchen, die ein erhöhtes Risiko aufweisen. Eine gute Anamnese und die Blutdruckmessung könnten hier schon etwas weiterhelfen.

# 4 Blutdruckregulation unter Gestagenen

# 4.1 Einführung in das Thema

H. Vetter

Beim Bluthochdruck ist heute unumstritten, daß er einer der entscheidenden Risikofaktoren hinsichtlich kardiovaskulärer Erkrankungen darstellt. Um so mehr war es von besonderem Interesse und Wichtigkeit, als in den 60er Jahren zum ersten Male erhöhter Blutdruck infolge oraler Kontrazeptiva beschrieben wurde (Laragh et al. 1967; Woods 1967). Seit dieser Zeit sind einige Publikationen erschienen, die sich mit diesem Thema befaßt haben, wobei auch unter Kontrazeptiva ohne Vorhandensein einer Hypertonie ein erhöhtes zerebrovaskuläres Risiko (Jick et al. 1978) und eine erhöhte Inzidenz des Herzinfarktes (Mann et al. 1975) diskutiert wurde. Dabei blieb allerdings unberücksichtigt, daß andere Risikofaktoren, wie starkes Zigarettenrauchen, möglicherweise das Risiko potenzieren (Jain 1976).
Unter Berücksichtigung dieser bekannten Daten erhebt sich nun die Frage, inwieweit die früher mitgeteilten Ergebnisse mit unserem heutigen Wissensstand korrelieren und ob die verschiedenen Komponenten der Antikonzeptiva jeweils ein unterschiedliches Risiko hinsichtlich einer Entstehung eines hohen Blutdruckkes mit seinen Folgeerkrankungen in sich bergen.

### Literatur


Jain AK (1976) Cigarette smoking, use of oral contraceptives, and myocardial infarction. Am J Obstet Gynecol 126: 301–307

Jick H, Porter J, Rothman KJ (1978) Oral contraceptives and nonfatal stroke in healthy young women. Am Intern Med 89: 58–60

Laragh JH, Sealey JE, Ledingham JGG, Newton MA (1967) Oral contraceptives, renin, aldosterone, and high blood pressure. JAMA 201: 98–102

Mann JI, Thorogood M, Waters WE, Powell C (1975) Oral contraceptives and myocardial infarction in young women, a further report. Br Med J III: 631–632

Woods JW (1967) Oral contraceptives and hypertension. Lancet II: 653–654

## 4.2 Pathogenetische Aspekte der Atherogenese: Einfluß von Stoffwechsel- und Blutdruckveränderungen unter oraler Kontrazeption

U. Raute-Kreinsen

Die Arteriosklerose wird verallgemeinernd mit Altersveränderungen des vaskulären Systems in Verbindung gebracht. Die einschlägige Literatur der letzten Jahre beschäftigt sich jedoch zunehmend mit arteriosklerotischen Gefäßveränderungen junger Menschen. Im Rahmen dieses Symposions geht es um die Auswirkung der Östrogene und Gestagene – in aller Regel als Kombinationspräparat in den oralen Kontrazeptiva verabreicht – auf das vaskuläre System und dabei auftretende Sekundärerkrankungen. Wesentliche Folgen, deren vermehrtes Auftreten nach Kontrazeptivaeinnahme vielfach untersucht wurde, sind ischämische Herzerkrankungen, zerebrale und periphere vaskuläre Erkrankungen.

Im Mittelpunkt der Untersuchungen steht dabei das frühe Auftreten einer Arteriosklerose, deren Entstehen durch mehrere, den Kontrazeptiva zugeschriebene, risikoreiche Veränderungen begünstigt werden soll. Hierzu zählen eine auftretende Hypertonie oder ihre Aggravierung bei gegebener Disposition, eine Veränderung des Lipidgehaltes des Blutes und der Gewebe, sowie das vermehrte Auftreten von Thrombosen und Thromboembolien durch Einwirkung der oralen Kontrazeptiva auf Gerinnungsfaktoren und Fibrinogen.

Während in früheren Untersuchungen den Östrogenen eine entscheidende Funktion für die Entstehung einer Hypertonie einerseits und einer frühzeitig auftretenden Arteriosklerose andererseits zugeschrieben wurde, weisen neuere Untersuchungen auf einen Kombinationseffekt von Östrogenen und Gestagenen hin, bei denen gerade auch den letzteren eine entscheidende Bedeutung zukommt (Kay 1982; Meade 1982a). Nach Vessey (1978) läßt sich nachweisen, daß mit der Höhe des Gestagengehaltes der eingenommenen Kontrazeptiva das Risiko, eine Hypertonie zu entwickeln oder eine präexistente Hypertonie zu verschlimmern, steigt (Bock 1975). Diese Befunde werden durch Untersuchungen von Rose (1981) untermauert, die nachweisen, daß Frauen, die orale Kontrazeptiva nehmen (unabhängig vom Alter), ein erhöhtes Risiko tragen, an kardiovaskulären Erkrankungen zu versterben. Dieses Gefahrenmoment wird noch erhöht, wenn weitere Risikofaktoren vorliegen. Auch wenn diese Ergebnisse nicht unwidersprochen blieben (Petitti et al. 1979), so muß der Ausspruch von Rose (1981): „We are nowadays discouraging the use of oral contraceptives in older women, especially those with any coronary risk factor, because we recognize that advice must relate to absolute not relative risk", seine Gültigkeit behalten.

Drei Komplexe scheinen mir für die Ausbildung einer Arteriosklerose unter der Einnahme von oralen Kombinations-Kontrazeptiva von Bedeutung:

1. Die Entwicklung oder Aggravierung einer Hypertonie;
2. die Einwirkung von Kombinationspräparaten mit relativ hohem Gestagenanteil auf den Fettgehalt des Blutes;
3. die Beeinflussung der Hämostase.

Die Relation zwischen Lipoproteinen, Hämostase, Arteriosklerose, koronarer Herzerkrankung und ihr komplexes Ineinandergreifen konnte durch klinische Arbeiten untermauert werden (Miller u. Lewis 1981). In diesen komplexen Mechanismus greifen auch die oralen Kontrazeptiva ein (Vessey 1978).

Gehen wir davon aus, daß Östrogene (Kay-Tee u. Peart 1982) und Gestagene (Meade 1982) u. a. auch zu einer Blutdruckerhöhung führen, so gilt es zunächst, die Veränderungen der Gefäßwand unter einem erhöhten Druck zu nennen. Die Mechanismen, die für eine vermehrte Arteriosklerose bei Hypertonie verantwortlich sind, schließen den erhöhten intraarteriellen Druck selbst und die möglichen Effekte, die dieser auf den Metabolismus der Arterienwand hat, ebenso ein wie die Auslösung einer endothelialen Läsion, eine Störung des Blutflusses und das Auftreten von Turbulenzen. Darüber hinaus wird eine erhöhte Gefäßpermeabilität diskutiert, die möglicherweise durch entsprechend erhöhte Spiegel zirkulierender Katecholamine und andere vasoaktive Substanzen begleitet wird. Die Mechanismen der Blutdrucksteigerung unter oralen Antikonzeptiva sind nicht genau bekannt. Sowohl bei normoton bleibenden als auch bei hyperton werdenden Frauen werden erhöhte Angiotensinogenspiegel, eine erhöhte Plasmareninaktivität und eine gesteigerte Aldosteronausscheidung registriert (Bock 1975). Angiotensin II ist ein hochwirksamer Vasopressor, der zu einem ausgeprägten Anstieg des peripheren Widerstandes (Widerstandshochdruck) führt. Es wird daher vermutet, daß es unter Östrogenen und Gestagenen zu einer Störung des Angiotensin-Renin-Rückkopplungsmechanismus komme. Aber auch diese Interpretation blieb nicht unwidersprochen (Hollander 1973).

Es ist aber durchaus denkbar, daß eine Hypertension mit einer erhöhten Endothelpermeabilität einhergeht, welche zu einem vermehrten Eintritt verschiedener Plasmakomponenten in die Arterienintima und damit zu einer gesteigerten Ablagerung von Globulinen, Fibrinogenderivaten sowie Lipo- und Glykoproteiden führt.

Bei der Ausbildung der Arteriosklerose spielt auch der Lipoproteingehalt des Blutes eine Rolle. Nach Knopp et al. (1982) wird die Einnahme von oralen Kontrazeptiva von einem etwa 50%igen Anstieg der Plasmatriglyceride und von einem 5- bis 10%igen Anstieg des Cholesterins begleitet. Hierbei spielen die Lipoproteinfraktionen Very-Low- (VLDLs), Low- (LDLs) und High-density-Lipoproteine (HDLs) eine Rolle. Gestagene (Wynn et al. 1982) und Östrogene (Knopp et al. 1982) führen zu einer Erniedrigung der HDL. Ein niedriger HDL-Spiegel wird mit einer erhöhten Arterioskleroserate assoziiert. Da HDL vornehmlich Cholesterin aus den Geweben entfernt, ist zu diskutieren, daß unter einem erniedrigten HDL-Spiegel weniger Cholesterin aus den Geweben entfernt werden kann. Die VLDL-Fraktion transportiert den größten Teil der Triglyceride. Der Anstieg des Triglyceridanteils in der VLDL und der HDL wird bei steigenden Östrogenmengen beobachtet. Epidemiologische Studien assoziieren einen erhöhten LDL-Cholesterinspiegel mit einer vorzeitig auftretenden Arteriosklerose (Gordon et al. 1977) bzw. mit einem Anstieg des atherogenen Index (Wynn u. Niththyananthan 1982). Das Lipidmuster dieser jungen Frauen gleicht dann dem von Männern und von Frauen in der Postmenopause. Die Untersuchungen von Oster et al. (1982) untermauern diese Schlußfolgerungen durch nachgewiesene erhöhte Plasmatriglycerid- und Cholesterinspiegel und einen erniedrigten HDL-Cholesterinspiegel bei Frauen, die Antikonzeptiva einnehmen.

Der dritte Mechanismus der Östrogene und Gestagene, der zu einem Anstieg des Risikos, vorzeitig an einer Arteriosklerose und ihren Sekundärfolgen zu erkranken, beiträgt, besteht in ihrem Einfluß auf die Hämostase. Orale Kombinationskontrazeptiva führen zu einer Erhöhung von Gerinnungsfaktoren, besonders von Faktor VII und von Fibrinogen. Die Erhöhung des Faktors VII und das Risiko, an den Folgen von Thromboembolien zu versterben, korreliert mit dem Östrogenanteil der eingenommenen Pille (Meade 1982b). Abgesehen von thromboembolischen Komplikationen können erhöhte Gerinnungsfaktoren besonders dann zur Entfaltung ihrer Wirkung kommen, wenn der angereicherte Blutstrom auf durch andere Faktoren verursachte Gefäßendothelläsionen trifft. Intakte Gefäßendothelien synthetisieren Prostaglandin $I_2$, welches die Plättchenreagibilität entscheidend hemmt. Darüber hinaus werden an der Oberfläche der Endothelien Proteoglycane gebildet, die passiv plättchenabweisend wirken (Ross et al. 1978). Fallen diese Schutzmechanismen der Gefäßwandendothelien, so sind parietale Thromben einerseits und ein vermehrtes Eindringen von gerinnungsfaktorenreichen Blutbestandteilen die Folgen.

Die drei genannten Angriffspunkte der Östrogene und Gestagene, die Entwicklung oder Aggravierung einer Hypertonie, die Einwirkung auf den Lipidgehalt des Blutes und die Beeinflussung der Hämostase können in ihrer Kombination zur frühzeitigen Ausbildung einer Arteriosklerose und ihrer Folgeerkrankungen führen.

Klinisch bedeutsam ist (Ule u. Kolkmann 1972), daß die Hypertension sowohl das Manifestationsalter der Arteriosklerose vorverlegt, als auch zu einer topographischen Dislokation des sklerotischen Gefäßschadens in die Peripherie des Arteriensystems führt. Dies bedeutet, daß die Arteriolen zum ersten Manifestationsort werden. Von größter klinischer Relevanz sind die Veränderungen am Herzen und am Gehirn. Komplikationen von seiten der Nieren sind bei weitem nicht so häufige Todesursachen wie Herzinsuffizienz, Koronarsklerose oder zerebrale Prozesse (Wollheim u. Moeller 1960). Die größeren Gefäße, die Hirnbasisgefäße mit der für die Hypertonie charakteristischen skalariformen Sklerose, und die extramuralen Koronararterien folgen ebenso wie die großen Körperschlagadern nach. Dabei stellt die Hypertonie lediglich einen besonders gravierenden Realisationsfaktor innerhalb eines ganzen Spektrums möglicher Ursachenkonstellationen dar, dessen Variationen alle zum gleichen morphologischen Ergebnis führen können.

Eine charakteristische Veränderung bei Hypertonie stellt die Wandhyalinose der Arteriolen dar, die im zerebralen Bereich in ungefähr 30% mit einer skalariformen Hirnbasisarteriensklerose vergesellschaftet ist. Die Hyalinose der Arteriolenwand gilt als Folge eines intramuralen Gerinnungs- und Fällungsprozesses plasmatischer Substanzen. Die Endothelien und die elastischen Grenzlamellen verquellen, die Intima verbreitert sich durch die abgelagerten hyalin degenerierten Plasmasubstanzen, welche ihrerseits eine Proliferation der intimalen Muskelzellen (Langhans-Zellen) initiieren. Vielfach degenerieren elastische und muskuläre Wandanteile, so daß auch die Lamina elastica interna vielfach nur noch rudimentär oder gar nicht mehr nachweisbar ist (Abb. 1a u. b). Durch die

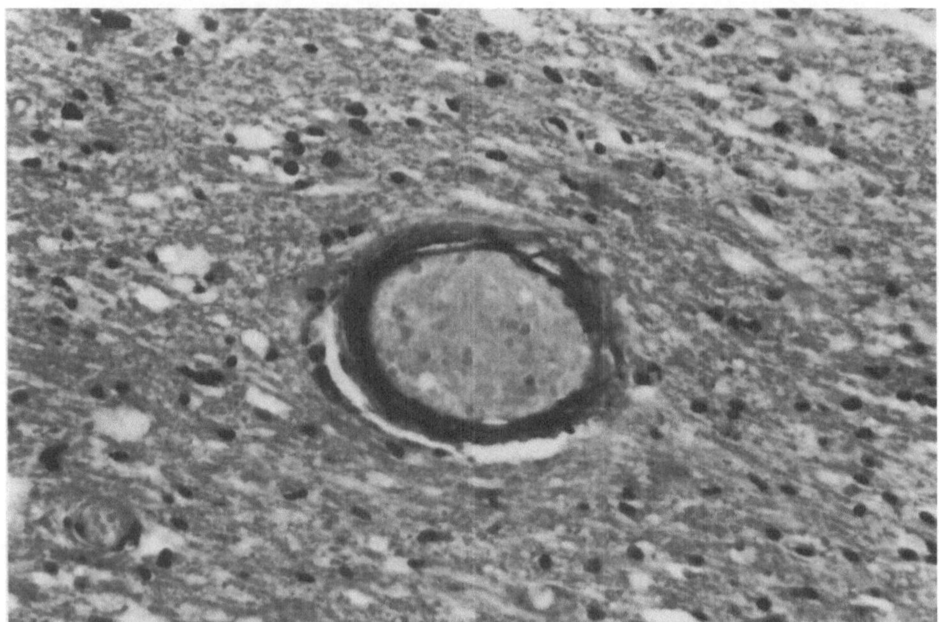

**Abb. 1a.**   Normale intrazerebrale Arterie mit schmaler Wand. Lamina elastica interna als schwarzer Ring erkennbar. Durch Autolyse aufgelockerte Hirnsubstanz. (Färbung: Elastica van Gieson. Vergrößerung: 25×10; Nachvergrößerung: 3,6×)

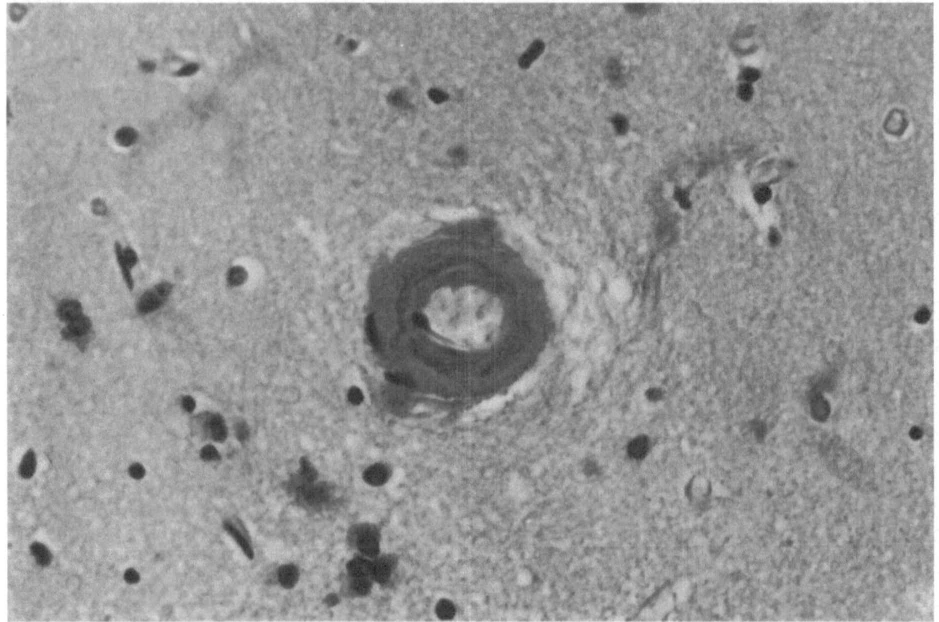

**Abb. 1b.**   Intrazerebrale Arterie mit verbreiterter hyalin verquollener Wand (Wandhyalinose). Lamina elastica interna aufgesplittert, kaum mehr erkennbar. (Färbung: Hämatoxylin-Eosin. Vergrößerung: 25×10; Nachvergrößerung: 5×)

Einengung der intrazerebralen Arteriolen kommt es zu Durchblutungsstörungen, denn eine Verringerung des inneren Gefäßdurchmessers von 10% führt zu einer Widerstandserhöhung um 50%. Zerebrale Komplikationen sind die Todesursache bei 30–40% der Hypertoniker. Charakteristischerweise sind es nicht große Hirninfarkte oder große apoplektische Insulte, die bei Hypertonikern auftreten, sondern vielfach kleine perivaskuläre Erweichungsherde, ein Status lacunaris (Abb. 2) des Gehirns mit den klinischen Symptomen Kopfschmerz, Schwindel, Verwirrtheitszustände, neurologische Herdsymptome, exogene Psychosen (Arnold 1972). Eine Korrelation von Yates (1966) zeigt dementsprechend eine Korrelation zwischen erhöhtem Herzgewicht und Status lacunaris, nicht aber zu großen Infarkten. Die beschriebenen Veränderungen an den kleinen Arterien und Arteriolen sind in hohem Maße druckabhängig. Es können kleine diffuse Gefäßektasien und Aneurysmata entstehen, die bei Hypertonikern häufiger rupturieren, da nach Arnold (1972) der Konsolidierungsprozeß durch die Hypertonie gestört wird. Die klinischen Symptome sind die gleichen.

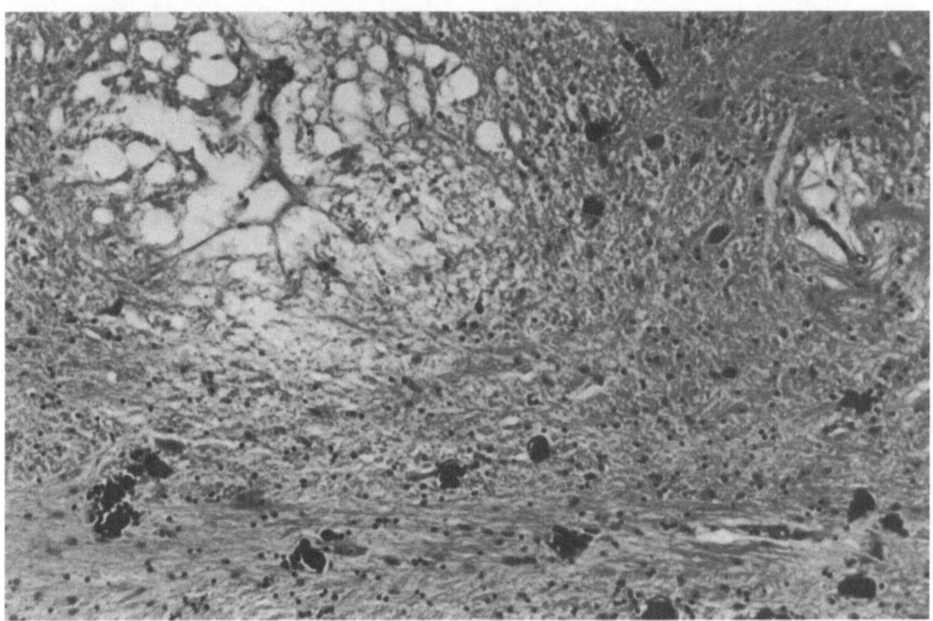

**Abb. 2.** Status lacunaris des Gehirns bei hypertoner Vaskulopathie mit dystrophischer Verkalkung in der Umgebung. (Färbung: Hämatoxylin-Eosin. Vergrößerung: 10×10; Nachvergrößerung: 3,8×)

Häufig besteht – wie oben erwähnt – neben der Hyalinose der intrazerebralen Arteriolen und kleinen Arterien eine skalariforme Hirnbasisarteriensklerose (Abb. 3a u. b), bei der sklerotische Plaques gleichsam wie Leitersprossen in die Intima der Gefäßwand eingebaut sind.
Die Pathogenese der Arteriosklerose ist komplex, wobei mechanische Faktoren (Bevorzugung von Gefäßaufzweigungen, Hypertonie usw.), Störungen des Gleichgewichts zwischen Blutgerinnung und Fibrinolyse an der Gefäßinnen-

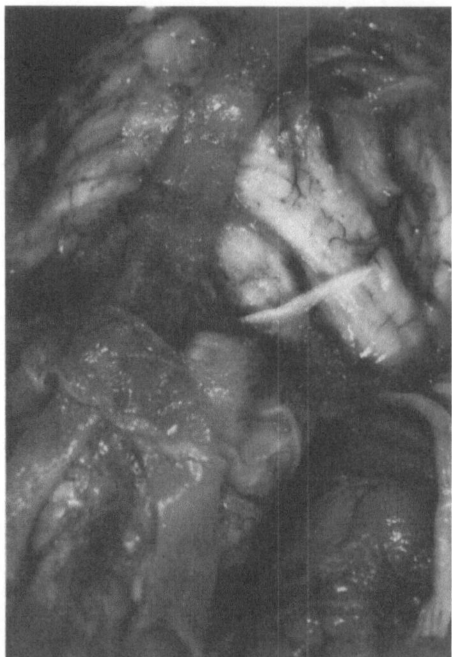

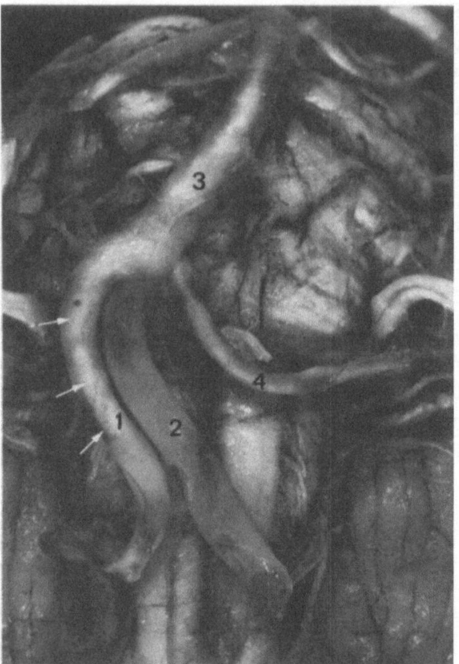



**Abb. 3a.** Normales Hirnbasisarteriensystem. Beide Arteriae vertebrales in die Arteria basilaris einmündend

**Abb. 3b.** Hirnbasisarterien mit scalariformer Sklerose (→) bei Hypertonie. **1** A. vertebralis dextra; **2** A. vertebralis sinistra; **3** A. basilaris; **4** A. cerebelli inferior posterior

wand, primäre arterielle Wandveränderungen im zellulären und enzymatischen System, Störungen der nervösen Regulation und zahlreiche Ursachen endogener (Hyperlipidämie, Diabetes mellitus usw.) bzw. exogener Natur als Risikofaktoren eine Rolle spielen (Kappert 1972). Bedeutsam für die Entwicklung einer Arteriosklerose ist zweifelsohne die bei einer Hypertonie auftretende vermehrte Wandspannung der Gefäße, wobei Scher- und Sogkräfte in gleicher Weise wirksam zu werden scheinen. Dies kann zu einer gesteigerten Durchlässigkeit für Plasmasubstanzen führen. Bereits normalerweise ist ein Sickerstrom von der Intima zur Adventitia nachzuweisen, der nach Bleyl (1969) auch Fibrinogen enthält. In makroskopisch und mikroskopisch unauffälligen Arterien liegen in der Intima winzige Fetttropfen in enger Beziehung zu Bindegewebsfasern, besonders den elastischen Lamellen in den tieferen Schichten der Intima. Phospholipide stellen dabei das größte Einzelelement, freies und verestertes Cholesterin sind gleichfalls nachweisbar. Die Gesamtlipidkonzentration liegt in arteriosklerotisch veränderten Intimaarealen signifikant höher als in arteriosklerosefreien Bereichen (Woolf 1982).

Die Wand arterieller Gefäße (Abb. 4) baut sich aus der Intima mit der Endothelschicht, der Lamina elastica interna und dazwischen liegenden kollagenen und elastischen Fasern, zwischen denen eingestreut Muskelzellen der Intima (Langhans-Zellen) liegen, auf. Dieser Intima folgt nach außen die Media, die entsprechend dem Arterientyp unterschiedlich reichlich elastische Fasern und Muskelfasern enthält (elastischer und muskulärer Arterientyp). Die Media wird begrenzt durch die Lamina elastica externa, welche übergeht in die Adventitia, einem lockeren Bindegewebsgeflecht und Glykosaminoglycanen, sowie kleinen, ernährenden Gefäßen (Vasa vasorum) und Nervenfaserbündel bei den großen Gefäßen.

Die Intima ist der Ort, an dem es zuerst und am ausgeprägtesten zu arteriosklerotischen Veränderungen kommt. Nach Doerr (1975) entsteht eine Arteriosklerose aus drei Ursachen:

1. Weil der Transportweg durch die Gefäßwand nicht stimmt;
2. weil über die innere Oberfläche Stoffe angeboten werden, die nicht indifferent sind *und*
3. weil die Gefäßwand auf physikalische und chemische Reize durch strukturelle Veränderungen reagiert, die durch zelluläre Proliferation mit enzymatischen Aktivitäten ausgestattet sind.

Drei klassische Formen von Gefäßwandveränderungen können unterschieden werden (Ross u. Glomset 1973):

1. Sog. *fatty streaks* imponieren (Abb. 5) makroskopisch als gelbliche, kaum erhabene, umschriebene Einlagerungen, die histologisch Lipide aufweisen, die vornehmlich in den zu Phagozyten umgewandelten intimalen Muskelzellen liegen. Daneben aber finden sich auch feine extrazelluläre Fetttröpfchen.

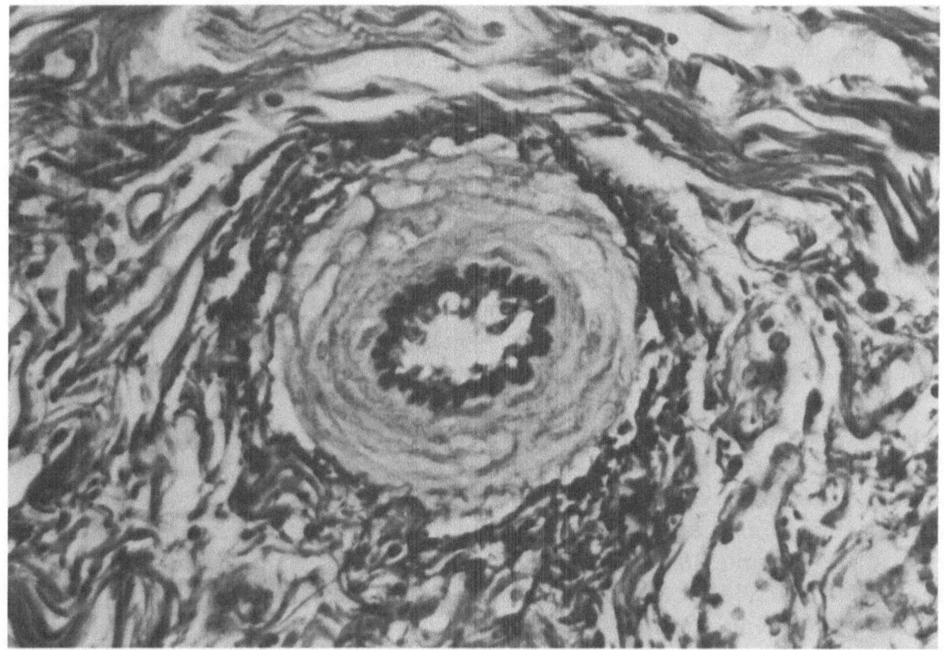

**Abb. 4.** Normale Arterie. Lamina elastica interna (schwarz, halskrausenähnlich); Media und Lamina elastica externa mit Adventitia. (Färbung: Elastica van Gieson. Vergrößerung: 25×10; Nachvergrößerung: 5×)

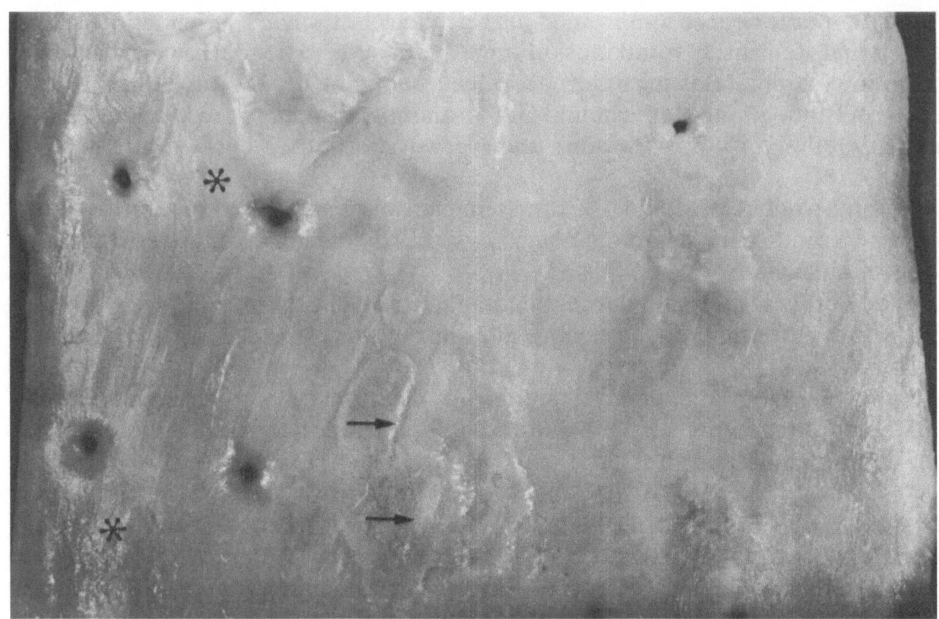

**Abb. 5.**  Aorta: Lipoidose (*) übergehend in sklerotische Plaques (→)

2. *Fibröse Plaques* erscheinen als weißliche erhabene Platten, die in das Gefäßlumen hineinragen. Histologisch finden sich in der Tiefe extrazelluläre Fettablagerungen und Zelltrümmer, die von proliferierten, fetthaltigen Langhans-Zellen, kollagenen und elastischen Fasern kappenförmig bedeckt werden und zu einer beträchtlichen Verbreiterung der Intima führen.
3. Als *komplizierte Veränderungen* bezeichnen Ross u. Glomset (1975) fibröse Platten, in denen es neben den Fetteinlagerungen zu rezidivierenden Blutungen, zu Verkalkungen und zu Zellnekrosen gekommen ist. Vielfach werden dabei Aufbrüche dieser Polster mit Endothelerosionen und parietalen Thrombosen beobachtet (Abb. 6a–c). Eine Schlüsselstellung für die Ausbildung stenosierender arteriosklerotischer Wandveränderungen kommt der Proliferation der intimalen Muskelzellen, den Langhans-Zellen zu.

Die Folgen der Hypertonie führen zunächst zu einer Wandhyalinose der Arteriolen und zu klinisch relevanten, vornehmlich zerebralen Komplikationen. Daneben aber kommt es zu einer Hypertrophie des linksventrikulären Moykards, welches gegen einen erhöhten peripheren Widerstand arbeiten muß (Abb. 7). Vivell (1949) konnte an Leichenherzen mittels Durchströmungsuntersuchungen zeigen, daß der Widerstand im Koronarsystem des hypertrophierten Hypertonikerherzens erheblich erhöht ist (ungefähr der Höhe des Blutdrucks entsprechend). Als selbstverständlich kann vorausgesetzt werden (Wollheim u. Moeller 1960), daß das hypertrophierte Hypertonikerherz einen größeren Sauerstoffbedarf hat als das des Normotonikers. Kommen zu diesem erhöhten Sauerstoffbe-

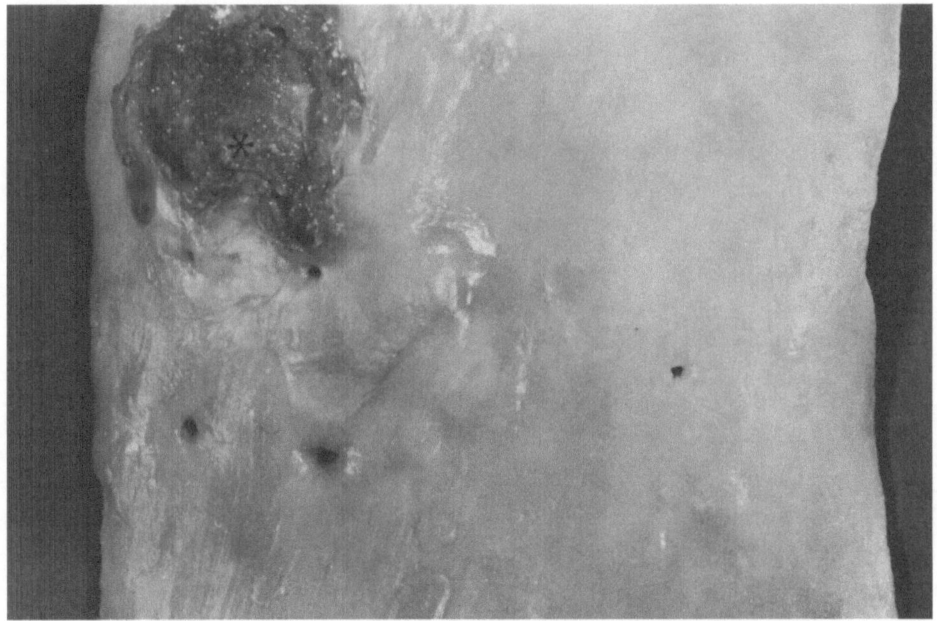

**Abb. 6a.**   Aorta: ausgeprägte exulzerierende Skleratheromatose mit parietalen Thromben (∗)

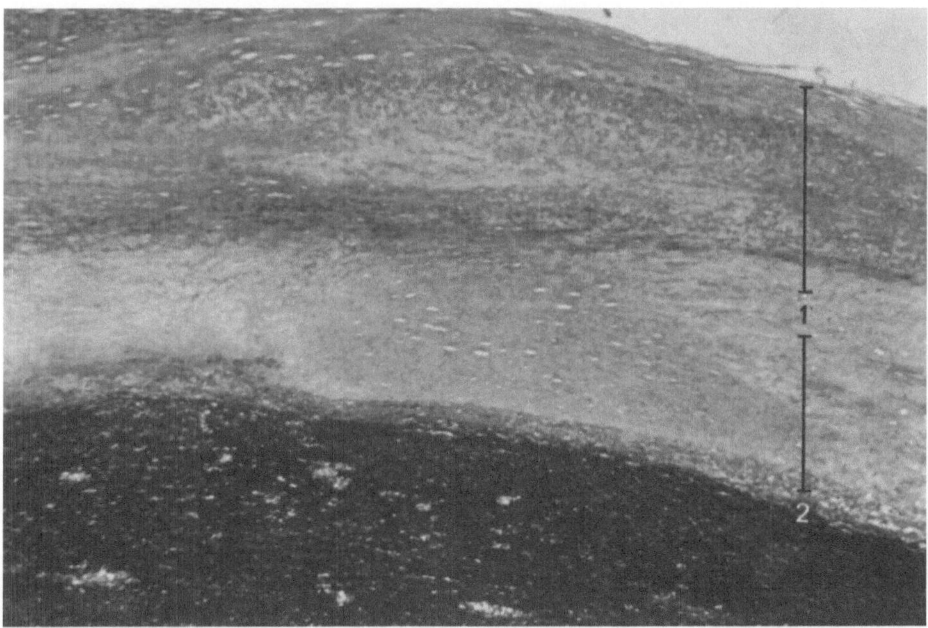

**Abb. 6b.**   Aorta mit stark verbreiterter Intima (1) durchsetzt von Fettablagerung, proliferierten Langhans-Zellen und aufgesplitterter rudimentärer Lamina elastica interna. Media (2) reich an elastischen Lamellen (schwarz). (Färbung: Elastica van Gieson. Vergrößerung: 25×10; Nachvergrößerung: 4×)

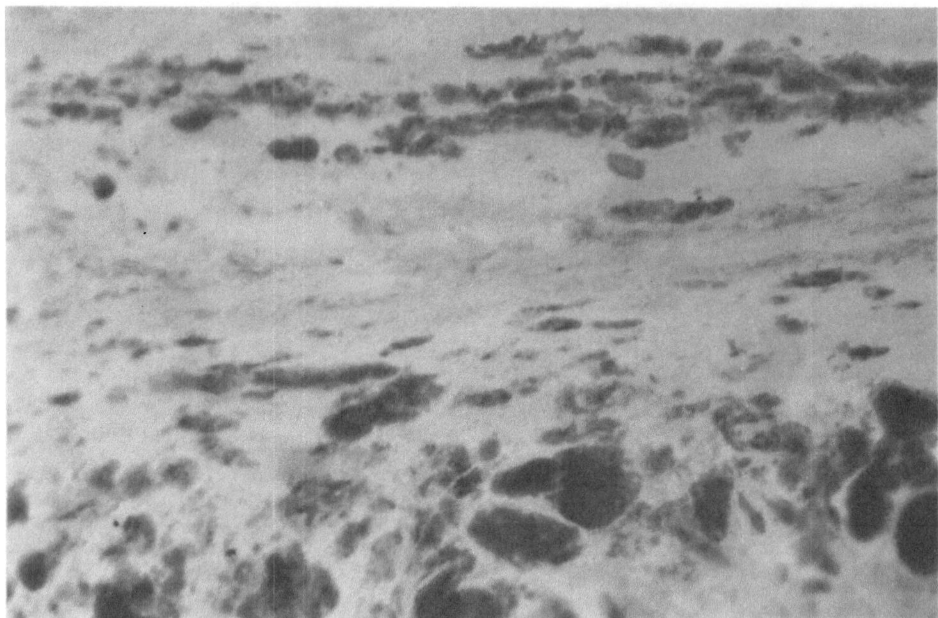

**Abb. 6c.**   Aortenintima (s. Abb. 6b) mit zahlreichen wechselnd ausgedehnten Fettablagerungen (schwarz). (Färbung: Fettfärbung. Vergrößerung: 10×10; Nachvergrößerung: 4,5×)

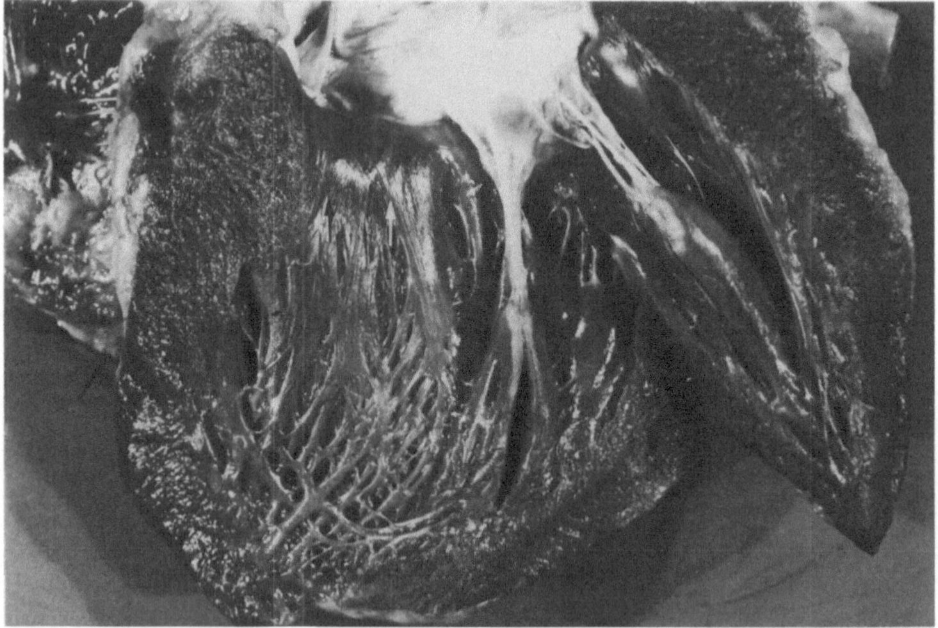

**Abb. 7.**   Hypertrophierter linker Herzventrikel. Aufgeschnitten, Vorderwand mit hypertrophierten Papillarmuskeln abgeklappt. Kammerwand bis 2 cm (Norm: 1,2 cm). Sog. Septum sigmoideum (→)

darf arteriosklerotische Veränderungen der Koronararterien hinzu, so gerät das
Hypertonikerherz vielfach rasch in ein Sauerstoffdefizit. Hinlänglich bekannte
klinische Folgen sind pektanginöse Beschwerden, deren morphologische Äqui-
valente sich in Form von Fibrose, von Narbenzügen oder bei territorialer Begren-
zung als Myokardinfarkte darstellen (Abb. 8a u. b). Daraus kann sich schlußend-
lich eine Gefügedilatation mit Linksherzinsuffizienz entwickeln, in deren Folge
die Patienten versterben können. Eine gleichzeitige Hypertrophie des rechten
Ventrikels weist dagegen bereits auf Komplikationen hin, die im Ablauf der
Erkrankung entstanden sind, und kann nicht mehr als direkte Folge der Druck-
steigerung im großen Kreislauf angesehen werden. Herzinsuffizienz einerseits
und Herzinfarkte mit Todesfolge andererseits sind neben zerebrovaskulären
Komplikationen häufige Todesarten bei Hypertonie und Arteriosklerose.
Der Symptomenkomplex, der für das frühzeitige Auftreten einer Arteriosklerose
unter der Einnahme oraler Kontrazeptiva beobachtet wird, umfaßt die Entwicklung oder Aggravierung einer Hypertonie, die Einwirkung auf den Lipidgehalt
des Blutes und die Beeinflussung der Hämostase. Betroffen ist somit in erster
Linie das kardiovaskuläre System. Diese Angriffspunkte korrelieren mit den
auftretenden Komplikationen tiefer Beinvenenthrombosen, Lungenarterienembolien, Hypertonie, apoplektischer Insulte, akuter Myokardinfarkte oder
progredienter, schließlich zum Tode führender Linksherzinsuffizienzen.

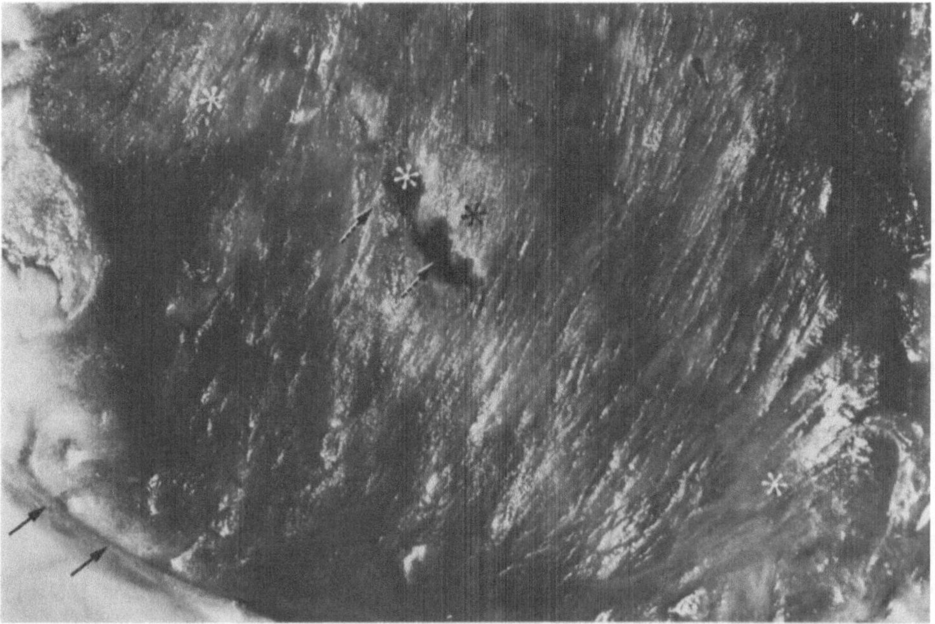

**Abb. 8a.** Myokardinfarkt. Helle Bezirke, makroskopisch lehmfarben (∗), Infarktareale mit Myo-
malacie (---→). Links unten im Bild Epikard (——→) mit angrenzender noch erhaltener Muskulatur

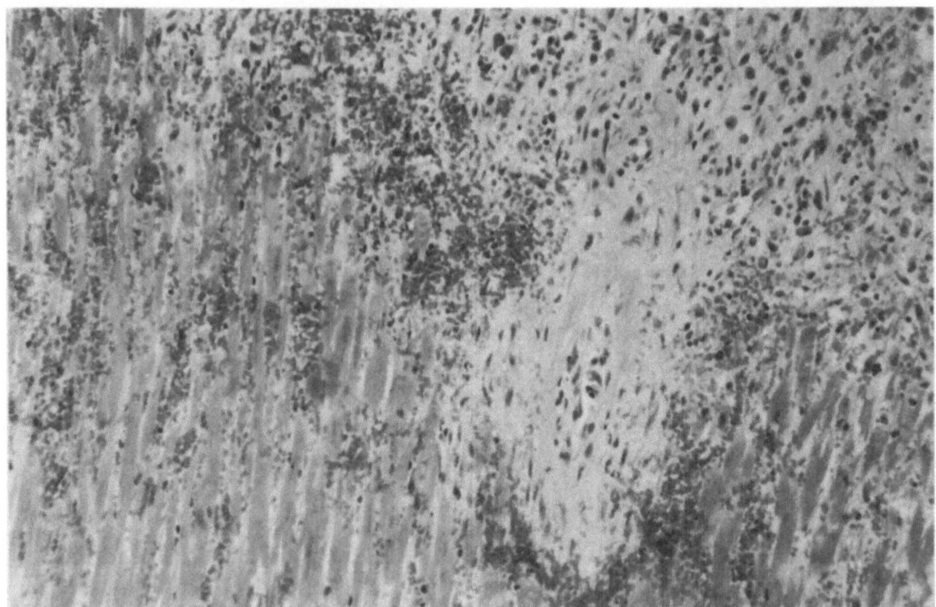

**Abb. 8b.**   Myokardinfarkt histologisch. Oben rechts im Bild ältere Infarktareale (ca. 14 Tage mit Granulationsgewebe). Unten frische Muskelfasernekrosen mit Einblutungen (Rezidivinfarkt). (Färbung: Hämatoxylin-Eosin. Vergrößerung: 10×10; Nachvergrößerung: 3,6×)

## Zusammenfassung

Im Mittelpunkt der Untersuchungen klinisch relevanter Erkrankungen unter der Einnahme von Kontrazeptiva steht das frühe Auftreten einer Arteriosklerose, deren Entstehen durch mehrere, den Kontrazeptiva zugeschriebene, risikoreiche Veränderungen begünstigt werden soll. Dieser Symptomenkomplex umfaßt die Entwicklung oder Aggravierung einer Hypertonie, die Einwirkung auf den Lipidgehalt des Blutes und die Beeinflussung der Hämostase. Betroffen ist somit in erster Linie das kardiovaskuläre System. Diese Angriffspunkte korrelieren mit den auftretenden Komplikationen tiefer Beinvenenthrombosen, Lungenarterienembolien, Hypertonie, apoplektischer Insulte, akuter Myokardinfarkte oder progredienter, schließlich zum Tode führender Linksherzinsuffizienzen.

## Literatur

Arnold OH (1972) Störungen des Gehirnkreislaufs bei inneren Erkrankungen. In: Gänshirt H (Hrsg) Der Hirnkreislauf. Physiologie – Pathologie – Klinik. Thieme, Stuttgart, S. 730–768.
Bleyl U (1969) Arteriosklerose und Fibrininkorporation. Springer, Berlin Heidelberg New York
Bock KD (1975) Hochdruck. Ein Leitfaden für die Praxis. Thieme, Stuttgart

Doerr W (1975) Pathologische Anatomie. Arteriosclerosis: Morbid Anatomy. Langenbecks Arch Chir 339 (Kongreßbericht 15)

Gordon T, Castelli WP, Hjortland MC et al. (1977) High-density lipoprotein as a protective factor against coronary heart disease: The Framingham Study. Am J Med 62:707

Hollander W (1973) Hypertension, antihypertensive drugs and atherosclerosis. Circulation 48:1112–1127

Kappert A (1972) Lehrbuch und Atlas der Angiologie. Huber, Berlin Stuttgart Wien

Knopp RH, Walden CE, Wahl PW, Hoover JJ (1982) Effects of oral contraceptives on lipoprotein triglyceride and cholesterol: Relationship to estrogen and progestin potency. Am J. Obstet Gynecol 142:725–731

Meade TW (1982a) Effects of progestogens on the cardiovascular system. Am J. Obstet Gynecol 142:776–780

Meade TW (1982b) Oral contraceptives, clotting factors, and thrombosis. Am J Obstet Gynecol 142:758–761

Miller NE, Lewis B (1981) Lipoproteins, atherosclerosis and coronary heart disease. Elsevier North Holland, Amsterdam

Oster P, Arab L, Kohlmeier M, Mordasini R, Schellenberg B, Schlierf G (1982) Effects of estrogens and progestogens on lipid mechanism. Am J Obstet Gynecol 142:773–775

Petitti DB, Wingerd J, Pellegrin F, Ramcharan S (1979) Risk of vascular disease in women: Smoking, oral contraceptives, noncontraceptive estrogens and other factors. JAMA 242:1150–1154

Plunkett ER (1982) Contraceptive steroids, age, and the cardiovascular system. Am J Obstet Cynecol 142:747–751

Rose G (1981) Strategy of prevention: lessons from cardiovascular disease. Br Med J. 282:1847–1851

Ross R, Glomset JA (1973) Atherosclerosis and the arterial smooth muscle cell. Proliferation of smooth muscle is a key event in the genesis of the lesions of atherosclerosis. Science 180:1332–1339

Ross R, Glomset J. Harker L (1978) The response to injury and atherogenesis: The role of endothelium and smooth muscle. In: Paoletti R, Gotto AM (eds) Atherosclerosis reviews, Vol 3. Raven Press, New York

Ule G, Kolkmann FW (1972) Normale und pathologische Anatomie des Hirngefäßsystems. Pathologische Anatomie. In: Gänshirt H (Hrsg) Der Hirnkreislauf. Physiologie – Pathologie – Klinik. Thieme, Stuttgart, S. 47–150

Vessey MP (1978) Contraceptive methods. Risks and benefits. Br Med J II: 721

Vivell O (1949) Durchströmungsversuche am Coronarsystem bei Hypertonie. Verh Dtsch Ges Herz Kreislaufforsch 15:133

Wynn V, Niththyananthan R (1982) The effect of progestins in combined oral contraceptives on serum lipids with special reference to high-density lipoproteins. Am J Obstet Gynecol 142:766–772

Yates PO (1966) The changing pattern of cerebrovascular disease in the United Kingdom. In: Millikan CH, Siekert RG, Whisnant JP (eds) Cerebral vascular disease. Grune & Stratton, New York, p 67

# 4.3 Blutdruckregulation unter Gestagenen aus der Sicht des Endokrinologen

J. Hammerstein

Schon in den späten 60iger Jahren wußte man, daß der Blutdruck im Verlauf der hormonalen Kontrazeption ansteigen kann. In der Folgezeit ist aus der Vermutung, es handele sich dabei um eine kausale Verknüpfung, durch zahlreiche klinische und theoretische Untersuchungen Gewißheit geworden. Im folgenden können aus der Gesamtthematik nur einige allgemein interessierende Aspekte zur Epidemiologie, Klinik und Endokrinpharmakologie von Blutdruckveränderungen unter dem Einfluß oraler Kontrazeptiva (OC) berücksichtigt werden. Die besonders reizvolle Frage nach dem Wirkungsmechanismus muß dagegen weitgehend ausgeklammert bleiben.

## Zur Epidemiologie und Klinik der Hypertension unter OC

Daß subklinische Blutdruckerhöhungen unter QC bei der Mehrzahl normotensiver Frauen auftreten, haben Weir et al. (1975) in sorgfältigen prospektiven Untersuchungen über einen Zeitraum von 5 Jahren überzeugend nachweisen können (Abb. 1): Bei 15 Frauen war der mittlere systolische Blutdruck bereits nach dem ersten Jahr der OC-Anwendung signifikant angestiegen und ging im zweiten Jahr weiter deutlich in die Höhe; danach waren nur noch geringe Zunahmen zu verzeichnen. Insgesamt betrug der mittlere systolische Blutdruckanstieg in dieser Gruppe nach 5 Jahren 12,3 mmHg. Beim diastolischen Blutdruck war eine signifikante Zunahme der Mittelwerte erst nach 2 Jahren zu beobachten. Nach 5 Anwendungsjahren lag der Mittelwert um 8,8 mmHg höher als zu Beginn der Studie. Bei 10 Kontrollpersonen, die ihre Kontrazeption mit dem Intrauterinpessar oder dem Diaphragma betrieben, traten weder beim systolischen noch beim diastolischen Blutdruck nennenswerte Veränderungen im Verlauf von 5 Jahren auf, wenn man von einer fallenden Tendenz im 1. Beobachtungsjahr absieht.

Solche Blutdruckanstiege wurden nicht etwa durch einige wenige „Ausreißer" vorgetäuscht, sie ließen sich bei der überwiegenden Mehrzahl von 186 Frauen bereits nach zweijähriger OC-Einnahme konstatieren (Abb. 2). Dagegen hielten sich Zunahmen und Abnahmen der Blutdruckwerte bei den 60 Kontrollen etwa die Waage.

Pathologische Blutdruckwerte gehörten im Verlauf dieser prospektiven englischen Studie zu den Seltenheiten, obwohl überwiegend hochdosierte OC-Präparate zur Anwendung gelangten: Unter 325 Frauen, die OC-Kombinationspräparate zwischen 6 Monaten und 5 Jahren eingenommen hatten, waren die systolischen Werte nur 8× um 5 bis 41 mmHg auf 141 bis 168 mmHg und nur 2× diastolisch auf über 90 (94 und 98) mmHg angestiegen. Klinische Komplikatio-

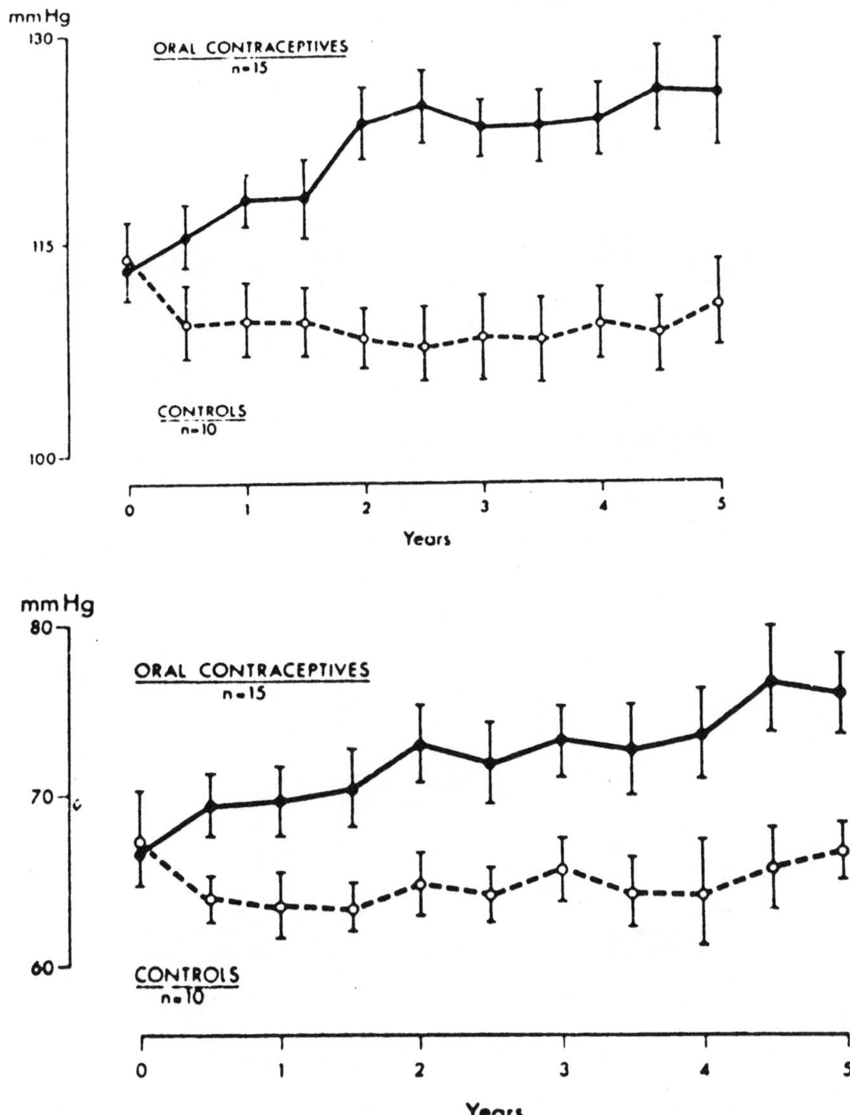


**Abb. 1.** Mittlerer systolischer (oben) und diastolischer (unten) Blutdruck (± S.E.M.) im Verlauf von 5 Jahren bei einer Gruppe von Frauen unter OC im Vergleich zu einem Kontrollkollektiv (aus Weir et al., 1975)

nen waren infolge dieser Blutdruckerhöhungen nicht aufgetreten. Generell ist unter der hormonalen Konzeption mit einem Auftreten von Blutdruckwerten > 140/90 bei 0,5–2,0% aller Frauen zu rechnen (Oelkers, 1978). Es sind aber auch höhere Ereignisraten bis 18% angegeben worden; sie dürften auf dem Fehler der kleinen Zahl beruhen (Tyson et al. 1968; Saruta et al. 1970; Spellacy u. Birk 1972 u. a.).

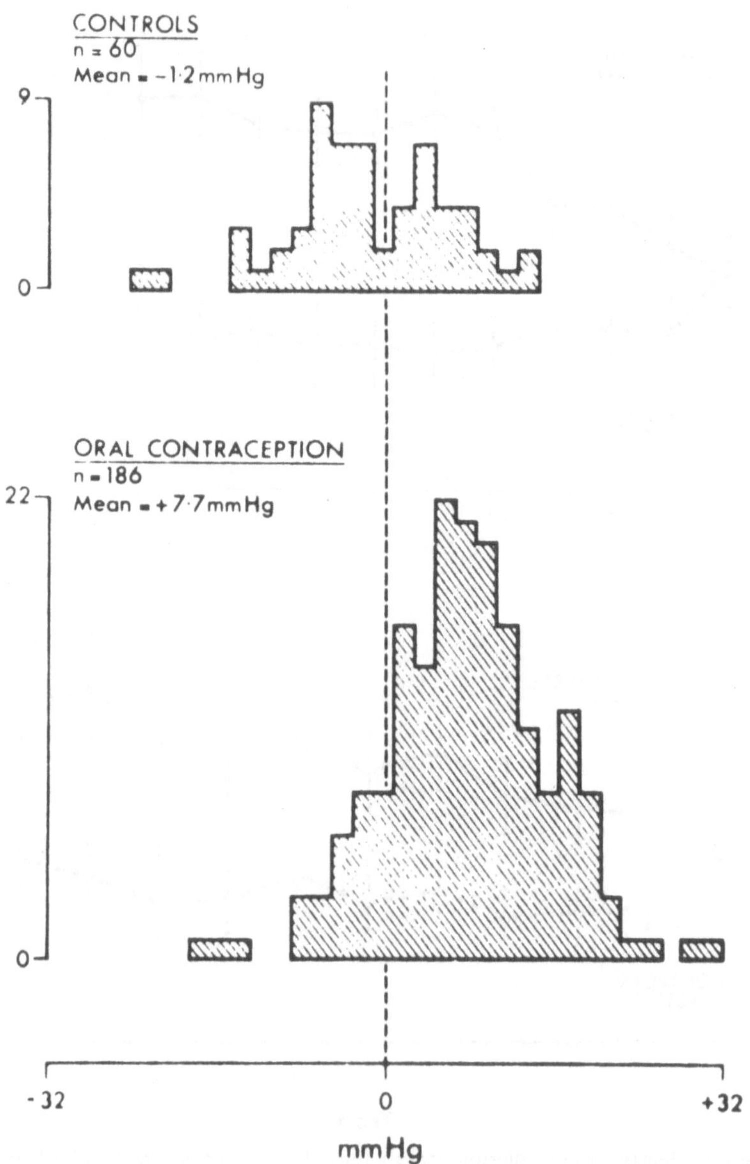


**Abb. 2.**   Veränderungen des systolischen Blutdrucks nach 2 Jahren OC-Anwendung bei 186 Frauen im Vergleich zu 60 Kontrollen ohne Hormonmedikation (aus Weir et al., 1975)

Aus der bisher umfangreichsten epidemiologischen Erhebung, der britischen prospektiven RCGP-Studie (1974), ergab sich eine Inzidenz von 6 pro mille im ersten Anwendungsjahr; sie war damit nicht nennenswert von jener der Gesamtbevölkerung unterschieden. Im 5. Anwendungsjahr war dann ein erhöhter Blutdruck aber bereits 2,5–3× häufiger zu beobachten, als nach dem ersten Jahr der

Medikation. Die Dauer der Einnahme geht also als entscheidender Faktor in das Resultat solcher Untersuchungen mit ein. Trotzdem gibt es im individuellen Fall keine Gesetzmäßigkeiten für das zeitliche Auftreten einer Hypertonie unter OC bei vorheriger Normotonie. So betrug bei 22 einschlägigen Patientinnen das Intervall zwischen Beginn der oralen Kontrazeption und Blutdruckwerten über 150/100 1 bis 72, im Durchschnitt 24,9 Monate (Crane et al. 1971).

Ausschlaggebende Bedeutung für den Ausgang solcher Studien hat auch die Alterszusammensetzung der untersuchten Patientinnenkollektive, da Blutdruckerhöhungen unter der hormonalen Kontrazeption erwartungsgemäß um so häufiger auftreten, je älter die Frauen sind (RCGP 1974). Die unterschiedlichen Ergebnisse in der Literatur beruhen aber auch noch auf weiteren Variablen, so auf der qualitativ und quantitativ verschiedenen Zusammensetzung der Hormonpräparate, auf dem epidemiologischen Versuchsplan, auf der Art der Erfassung der Hypertonie und ihrer Definition, auf ethnischen Faktoren und auf unbewußter Selektion; nicht dagegen, wie man annehmen könnte, auf der Parität.

Abgesehen davon hängen viele Angaben auch darum in der Luft, weil das Vorkommen der Hypertonie in der jeweiligen Gesamtbevölkerung nicht bekannt ist. Als Parameter für die hier angeschnittenen Fragen ist daher das relative Risiko besonders informativ. Es errechnet sich aus der unterschiedlichen Hypertonie-Inzidenz von OC-Anwendern und Kontrollen, oder – bei retrospektiven Erhebungen – aus der unterschiedlichen OC-Anwendung von normotensiven und hypertensiven Frauen. Danach ist auf der Basis der drei größten Untersuchungsreihen die Gefahr einer Frau, unter OC einen Hypertonus zu entwickeln, 1,29 bis 1,76mal größer als normalerweise (Tab. 1). Zu dem niedrigen Wert der RCGP-Studie ist anzumerken, daß die Kalkulationen der Roh-Daten zu einem doppelt so hohen Faktor geführt hatten; die britischen Epidemiologen vermuteten jedoch eine Unterrepräsentation der Hypertoniefälle im Kontrollkollektiv und hielten deswegen eine Reduzierung des Wertes auf die Hälfte für angemessen.

Zusätzlich zu so vielen Unsicherheitsfaktoren und Ungereimtheiten bezüglich der Häufigkeit der Hypertonie unter der hormonalen Kontrazeption drängt sich obendrein die Frage auf, ob die bisher erarbeiteten Erkenntnisse, die fast alle aus der Zeit der hochdosierten „Pillen" stammen, heute noch Gültigkeit besitzen. Man hat guten Grund, das zu bezweifeln.

**Tabelle 1.** Relatives Hypertonie-Risiko unter hormonaler Kontrazeption

| Studie | Jahr | Zahl der Teilnehmer | Relatives Risiko |
|---|---|---|---|
| Kaiser-Permanente Contraceptive Drug Study, Walnut Creek (Fisch et al.) | 1972 | 9.511 | 1,76 |
| Boston Collaborative Drug Surveillance Program (Greenblatt u. Koch-Weser) | 1974 | 921 | 1,46 |
| RCGP (Royal College of General Practitioners) | 1974 | 38.000 | 1,29* |

* einschränkende Erläuterungen s. Text

Eine Rückkehr erhöhter Blutdruckwerte zur prätherapeutischen Norm erfolgt nach Absetzen der OC üblicherweise schon in den ersten Monaten, fast immer aber im ersten Jahr, im Mittel nach 4,4 Monaten (Crane et al. 1971). Unklar ist noch, in welchem Umfang es zur Normalisierung von Blutdruckerhöhungen nach dem Absetzen der „Pille" kommt. Nach Khaw und Peart (1982) ist das der Regelfall. Pessimisten rechnen dagegen damit, daß der Hypertonus in nicht weniger als 50% der Fälle bestehen bleibt, sich also verselbständigt.
Auch in dieser Frage gehen also die Angaben bzw. Annahmen in der Literatur weit auseinander. Im ungünstigsten Falle kann sich schon innerhalb weniger Monate unter dem Einfluß kontrazeptiver Steroide ein maligner Hypertonus, als Folge davon eine Nephrosklerose und schließlich sogar ein terminales Nierenversagen entwickeln. Auch mit den niedrig dosierten modernen Kontrazeptiva läßt sich diese Gefahr offenbar nicht vollständig bannen, wie kürzlich anhand zweier Beobachtungen von maligner Hypertonie bei Frauen unter kontrazeptiven Kombinationspräparaten mit nur 30 µg Ethinylestradiol pro Pille gezeigt werden konnte (Hodsman et al. 1982). Grundsätzlich muß man sich allerdings angesichts der geringen Zahl bisher publizierter Fälle fragen, ob tatsächlich ein Kausalzusammenhang zwischen malignem Hypertonus und OC-Einnahme besteht.
Nicht unerwähnt sollen noch die Beobachtungen von Spellacy und Birk (1974) über das Verhalten prätherapeutisch erhöhter Blutdruckwerte unter dem Einfluß hormonaler Kontrazeptiva bleiben. Nach einjähriger Einnahme eines hochdosierten Kombinationspräparates (Ovulen®) bzw. zweier „Minipillen" kam es nicht etwa zu einem Anstieg, sondern sogar zu einem mehr oder weniger deutlichen Abfall der diastolischen Blutdruckwerte, die vorher über 90 mmHg gelegen hatten. Keine Blutdruckänderungen traten dagegen bei einem Kontrollkollektiv mit ebenfalls erhöhtem diastolischen Blutdruck auf; die Kontrazeption erfolgte hier mit dem Intrauterinpessar. Der systolische Blutdruck, der stets unter 140 mmHg lag, wurde bei keiner der beiden Gruppen beeinflußt. Trotz dieser an 78 Frauen erhobenen Befunde sollte man bei präexistenter Hypertonie keine OC verordnen, es sei denn, es gäbe keine Alternative.
Von klinischem Interesse ist schließlich die Frage nach der Prädisposition. Überwiegend ist das Risiko der Entwicklung eines Hypertonus unter OC um so höher anzusetzen, je übergewichtiger und älter eine Patientin ist. Hoher Blutdruck bei vorangegangenen Schwangerschaften sowie gehäuft bei Familienangehörigen gelten als weitere Gefährdungsmomente. Von Weir et al. (1975) wird der klinische Wert dieser Kriterien allerdings bezweifelt. Vorsicht ist übrigens auch bei Diabetes mellitus und Nikotinabusus geboten.

## Östrogene und/oder Gestagene als Hypertonieursache?

Wenden wir uns nun der Frage zu, welche Steroidhormone für die Steigerung des Blutdrucks verantwortlich zu machen sind, die Östrogene, die Gestagene, oder beide Sexualhormone im Zusammenwirken miteinander, und ob es in dieser Hinsicht Unterschiede zwischen den einzelnen Vertretern dieser beiden Stoffklassen gibt?

Bis zur Mitte der 70iger Jahre hat man sich allenfalls am Rande die Frage gestellt, ob am Zusammenkommen cardiovasculärer Komplikationen unter der hormonalen Kontrazeption neben den Östrogenen auch die Gestagene beteiligt sein könnten. So sehr galten damals die Gestagene – abgesehen von ihrer Wirkung auf die primären Erfolgsorgane – als klinisch bzw. metabolisch inert, daß man ihnen unter diesem Aspekt kaum Beachtung schenkte.

Eine entscheidende Stütze dafür, daß an den cardiovasculären Risiken der OC nur die Östrogene schuld sind, hatten Inman et al. (1970) mit ihrer – wenn auch umstrittenen – Untersuchung über die Abhängigkeit des thromboembolischen Risikos von der Östrogendosis in den OC-Präparaten geliefert. Auf der Basis von Meldungen über thromboembolische Nebenwirkungen an die Länderinstitutionen für Arzneimittelsicherheit in Großbritannien, Schweden und Dänemark war gefolgert worden, daß das cardiovasculäre Erkrankungsrisiko mit zunehmender Östrogendosis in den OC ansteigt. Die vom britischen Komitee für Arzneimittelsicherheit daraufhin herausgegebene Empfehlung, nur noch Pillen mit höchstens 50 µg Östrogen zu verwenden, war seinerzeit weltweit das Signal zur Dosisreduzierung beider Hormonkomponenten in den OC. Interesse wurde dabei aber nur dem Östrogenanteil entgegengebracht; der Gestagenanteil wurde in der Regel zwar auch verringert, der Nutzen dieser Dosisherabsetzung jedoch erst viel später erkannt (s. u.).

Bei dem damaligen Kenntnisstand erschien die Annahme, daß die Östrogene für das vermehrte Vorkommen der Hypertonie unter OC verantwortlich zu machen sind, um so naheliegender, als sich hierfür in der unstrittigen Aktivierung des Renin-Angiotensin-Aldosteron-Regelkreises durch die OC eine plausible Erklärung für die Pathogenese anbot. Auch wenn bislang keine Unterschiede im Verhalten der Einzelkomponenten dieses Regulationssystems zwischen normotensiven und hypertensiven Frauen unter hormonaler Kontrazeption erkennbar geworden sind, halten die meisten Sachkenner an der Annahme fest, daß der Beeinflussung dieses Regelkreises eine Schlüsselrolle für die Entstehung der Hypertonie im Verlauf der hormonalen Kontrazeption zukommt. So ist es nach Oelkers (1978) vorstellbar, „daß bei Frauen mit einer mühsam kompensierten Disposition zum Hochdruck die Effekte der Pille auf das Renin-Aldosteron-System das Faß zum Überlaufen bringen, während bei Frauen ohne diese Disposition durch Gegenregulation ein Anstieg verhindert wird."

Kehren wir nach diesem Abstecher in die Pathogenese des Sexualhormon-induzierten Hochdrucks wieder zum eigentlichen Thema zurück, so besitzt auch noch die Frage Interesse, ob zwischen den verschiedenen Östrogen-Monopräparaten Unterschiede hinsichtlich ihrer vermeintlichen blutdrucksteigernden Wirkung bestehen.

Nach den Untersuchungen von Spellacy u. Birk (1972) an 32 hysterektomierten Frauen können die beiden in der hormonalen Kontrazeption marktbeherrschenden Östrogene Ethinylestradiol und Mestranol nach halbjähriger Applikation von 50 bzw. 80 µg tägl. tatsächlich in 4–5% zu Blutdruckerhöhungen über 140/90 mmHg führen. Dagegen waren in einem doppelten Blindversuch, über den Mackay Hart et al. (1977) berichteten, bei hysterektomierten Frauen mit und ohne Oophorektomie nach täglicher Einnahme von 40 µg Mestranol und 3jähriger Laufzeit keinerlei Blutdruckveränderungen festzustellen, wohl aber bei Placebo-Patientinnen mit Übergewicht (n = 120 für beide Kollektive).

In den gerade zitierten Untersuchungen von Spellacy u. Birk (1972) erwiesen sich ferner die bei Klimakterikerinnen bevorzugt angewandten konjugierten Östrogene in einer täglichen Dosierung von 1,25 mg auch nach einem halben Jahr noch ohne Wirkung auf den Blutdruck. Zu dem gleichen Schluß kamen Nachtigall et al. (1979) aufgrund eines sich über 10 Jahre erstreckenden doppelten Blindversuchs mit kontinuierlicher täglicher Einnahme von 2,5 mg konjugierten Östrogenen + 10 mg Medroxyprogesteronacetat, letzteres begrenzt auf die letzten 7 Tage eines jeden Monats. Trotz der hohen Dosierung stimmten die prätherapeutischen Blutdruckwerte mit den Werten am Ende der 10 Jahre in beiden Gruppen fast bis auf die Stelle hinter dem Komma überein!

Auch die körpereigenen Östrogene sind in dieser Hinsicht offensichtlich unbedenklich, wie sich aus einem weiteren Doppelblindversuch an 97 postmenopausalen Frauen ablesen läßt (Christiansen et al. 1981). Die Patientinnen erhielten 22 Tage lang 4 mg Estradiol-17β + 2 mg Estriol und an den restlichen 6 Tagen dieselben Östrogene in einem Viertel der Dosis; zusätzlich gab es an den letzten 10 Tagen der hochdosierten Phase täglich 1 mg Norethisteronacetat. Am Ende der Zweijahresperiode hatte sowohl der systolische als auch der diastolische Blutdruck in beiden Gruppen geringfügig abgenommen, statistisch signifikant jedoch nur bei den diastolischen Werten der Frauen unter Hormonmedikation!

Ebensowenig sind Blutdruckerhöhungen bei der Anwendung von Estradiolvalerat, Estriolsuccinat und Piperazinestronsulfat zu erwarten (Luotola et al. 1979; Erkkola et al. 1978; Wren u. Routledge 1981). Gelegentlich kommt es sogar zu einem Abfall der Werte. Nicht einmal die massiven Stilbendosen bei der Palliativbehandlung des fortgeschrittenen Mammakarzinoms scheinen vermehrt zur Hypertonie zu führen (Oelkers 1978)!

Wenn die Vorstellung von der entscheidenden pathogenetischen Rolle der Östrogenkomponente in der Pille, ungeachtet der Erfahrungen mit den Monosubstanzen, für die Entstehung einer Hypertonie richtig wäre, dann sollte man erwarten, daß Blutdruckerhöhungen um so eher auftreten, je höher der Östrogengehalt eines Kombinationspräparates ist. Eine solche Abhängigkeit der Hypertonie-Inzidenz von der Östrogendosis hat sich indessen weder beim Vergleich zwischen Pillen mit 30 und 50 µg noch zwischen solchen mit 50 und über 50 µg Östrogenanteil nachweisen lassen (RCGP 1974; Meade 1982). Eher war das Gegenteil der Fall!

In demselben Maß, wie in der letzten Dekade die Bedeutung der Östrogenkomponente in der Pille für die Entstehung einer Hypertonie zunehmend in Frage gestellt wurde, haben sich die Anzeichen für eine wichtige pathogenetische Rolle der Gestagene in dieser Hinsicht verdichtet. Erste Zweifel an der Richtigkeit der Östrogenthese waren schon 1974 in dem Zwischenbericht der RCGP-Studie angeklungen, denn es waren nicht die Östrogene, sondern die Gestagene, deren Dosierung mit dem Auftreten der Hypertonie positiv korrelierte! Diese unerwartete Feststellung war allerdings insofern angreifbar, als keine Unterschiede zwischen den einzelnen Gestagenen gemacht wurden, sondern lediglich die Milligramm des jeweiligen Hormons ohne Berücksichtigung seiner „Gestagenpotenz" in Ansatz gebracht worden waren. Drei Jahre später ließ sich dann diese Abhängigkeit anhand klinischer Erfahrungen mit drei Kombinationspräparaten, die alle Ethinylestradiol in derselben Dosierung, nämlich 50 µg, dazu aber Norethisteronacetat in steigenden Dosen enthielten, glaubhaft nachweisen. Bald danach konnte Ähnliches auch für Levonorgestrel-haltige Präparate gezeigt werden (Abb. 3).

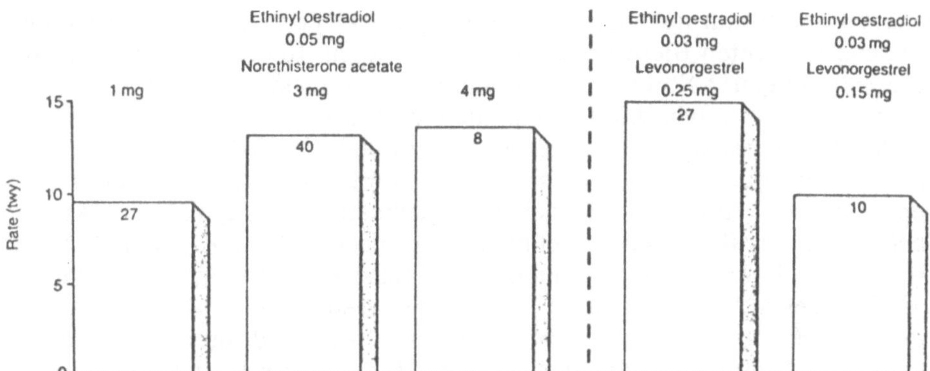


**Abb. 3.** Auftreten einer Hypertonie bei gleichbleibender Östrogendosis in Abhängigkeit von der Gestagendosis. Links: 3 Präparate mit Norethisteronacetat. Rechts: 2 Präparate mit Levonorgestrel (nach Kay, 1980).

In dieselbe Richtung weisen die Untersuchungen von Khaw u. Peart (1982) an 155 Frauen, die zwei Kombinationspräparate mit der gleichen Östrogendosis, nämlich 30 µg Ethinylestradiol, aber unterschiedlichem Gestagenanteil, nämlich 150 oder 250 µg Levonorgestrel, einnahmen. Systolischer und diastolischer Blutdruck waren unter der hochdosierten Pille signifikant größer als bei einem Vergleichskollektiv von 176 Frauen ohne OC, und zwar um 4,4 mmHg systolisch und 3,5 mmHg diastolisch. Die Blutdruckwerte bei den Frauen unter dem niedrigdosierten Präparat lagen dazwischen, jedoch näher an denen des Vergleichskollektivs. Damit konnten die paradox anmutenden, genau entgegengesetzten Resultate von Meade et al. (1977) an nur 15 Patientinnen nicht bestätigt werden. Viel zu wenig ist über die Beeinflussung des Blutdruckes durch eine Gestagenmonotherapie beispielsweise bei der Endometriose oder als Palliativmaßnahme beim Endometrium- und Mammakarzinom bekannt. Wären Hypertonien bei der mittel- und hochdosierten Therapie eine geläufige Erscheinung, hätte man sie sicherlich in den letzten 20 Jahren nicht übersehen. Daß im Gefolge der Kontrazeption mit der niedrigdosierten „Minipille" keine nennenswerten Änderungen des Blutdrucks auftreten, ist dagegen genügend belegt und entspricht den Erwartungen (Spellacy u. Birk 1972; Hall u. a. 1980).
Sowohl nach der älteren als auch nach der neuen Literatur kommt es bei der Kontrazeption mit dem Depotgestagen Medroxyprogesteron eher zu Blutdruckabfällen als zu Zunahmen (Hammerstein 1972; Black et al. 1979). Eine Ausnahme bildet lediglich die Publikation von Leiman (1972), der signifikante Blut-

druckänderungen bei 24% seiner 1050 Patientinnen unter dieser Therapie beobachtet hat, und zwar doppelt so häufig Anstiege wie Abfälle. In nicht weniger als 8,3% der Frauen stieg der Blutdruck von normalen Ausgangswerten auf über 140/ 90 mmHg – zumeist innerhalb der ersten drei Behandlungsmonate – an. Da Einzelheiten der Meßbedingungen nicht mitgeteilt wurden, ist der Aussagewert dieser isoliert dastehenden Beobachtung begrenzt. 1982 kam dann auch eine Expertengruppe der WHO zu dem Schluß, daß die Wirkungen der Depotgestagene auf den Blutdruck minimal seien und verschiedene Studien eher auf eine Tendenz zu leichten Blutdruckabnahmen hinwiesen. In dieses Resümée ist das Alternativ-Präparat Norethisteron-Enanthat ausdrücklich einbezogen.

In jüngster Zeit besteht die Neigung, die blutdrucksteigernde Wirkung der OC mit der Beeinflussung für Cholesteroin-Lipoproteide durch die Gestagenkomponente der Pille und die Gestagen-bedingte Blutdrucksteigerung wiederum mit dem erhöhten Auftreten arterieller Komplikationen (Myokardinfarkt und Schlaganfall) in Kausalzusammenhang zu bringen (Kay 1982; Meade 1982). Folgte man dieser Überlegung, müßte man konsequenterweise den Präparaten mit Gestagenen, die sich vom 17-Hydroxyprogesteron und nicht vom 19nor-Androstan ableiten lassen, den Vorrang geben. Doch gerade diese Präparate sind in den 70iger Jahren größtenteils dem Rotstift der Behörden für Arzneimittelsicherheit aufgrund fehlinterpretierter Tierexperimente zum Opfer gefallen. In jedem Falle bleibt ungeklärt, warum weder die Östrogene noch die Gestagene für sich allein, wohl aber zusammen blutdrucksteigernd wirken können. Vielleicht fällt den Östrogenen in diesem Zusammenhang eine mehr konditionierende Rolle zu; vielleicht muß eine gewisse Östrogen-Schwellendosis erreicht sein, damit die Gestagene – innerhalb gewisser Grenzen sogar dosisabhängig – wirksam werden können. Der Angriffspunkt einer solchen hypothetischen Östrogenwirkung liegt noch im Dunkeln.

## Folgerungen für die Praxis

Die potentiell blutdrucksteigernde Wirkung der OC steht heute außer Frage. Das Ausmaß der Kreislaufbeeinflussung ist bei der überwältigenden Mehrheit der betroffenen Frauen aber so gering, daß daraus – abgesehen von der Forderung, bei jeder Konsultation einer Frau unter OC den Blutdruck zu messen – generell keine klinischen Konsequenzen gezogen werden müssen. Entwickelt sich allerdings unter der Medikation eine Hypertonie mit Werten über 140/90 mmHg, dann sollte so bald wie möglich auf andere Formen der Kontrazeption ausgewichen werden. Mit einer Rückkehr zu normalen Blutdruckwerten ist innerhalb weniger Monate nach dem Absetzen zu rechnen.

Daß Empfehlungen dieser Art auch heute noch nicht immer beherzigt werden, sollen abschließend die folgenden Beispiele zeigen:

58jährige Pat.: OC-Einnahme von 1963 bis jetzt (1979) zur Behandlung einer Hypermenorrhoe aufgrund einer Thrombocytopenie. Seit 1974 wird Neogynon® zyklusgerecht bis jetzt genommen. Die Rezepte wurden ihr i.A. auf telefonische Bestellung zugeschickt. Unter dieser Medikation hat sich ein Hypertonus mit systolischen Werten bis 230 mmHg entwickelt. Unter Fortsetzung der Hormontherapie wird die Pat. schon seit längerem mit Dociton® behandelt. Seit 2 Jahren zusätzlich Arrhythmien, deshalb Novodigal mite®.

41jährige Pat.: Hormonale Kontrazeption ununterbrochen 15 Jahre lang seit 1966, zuletzt mit Yermonil®. Der Blutdruck sei nie gemessen worden. Erst vor 3 Monaten wurde anläßlich einer Erkältung ein Hypertonus von 180/110 festgestellt; daraufhin erstmals Beloc®.

Es ist zu wünschen, daß die Kenntnis von der Blutdruckbeeinflussung durch die OC bald zum Allgemeingut von Ärzten und Patientinnen wird und derartige Fälle der Vergangenheit angehören. Möge die diesen Verhandlungsberichten zugrunde liegende Veranstaltung dazu beitragen!

## Literatur

Black HR, Leppert P, Decherney A (1979) The effect of medroxyprogesterone acetate on blood pressure. Int J Gynaecol Obstet, 17 (1) 83–7.

Christiansen C, Christansen MS, Hagen C, Stocklund K-E, Transbøl I (1981) Effects of natural estrogen/gestagen and thiazide on coronary risk factors in normal postmenopausal women. A 2-year double-blind placebo study. Acta Obstet Gynaecol Scand 60: 407–12

Crane MG, Harris JJ, Winsor W (1971) Hypertension, oral contraceptive agents, and conjugated estrogens. Ann Intern Med 74: 13–21

Erkkola R, Lammintausta R, Punnonen R, Rauramo L (1978) The effect of estriol succinate therapy on plasma renin activity and urinary aldosterone in postmenopausal women. Maturitas 1: 9–14

Fisch IR, Freedman SH, Myatt AV (1972) Oral contraceptives, pregnancy, and blood pressure. J Amer Med Assoc 222: 1507–10

Greenblatt DJ, Koch-Weser J (1974) Oral contraceptives and hypertension. A report from the Boston Collaborative Drug Surveillance Program. Obstet & Gynaecol 44: 412–16

Hall WD, Douglas MB, Blumenstein BA, Hatcher RA (1980) Blood pressure and oral progestational agents. A prospective study of 119 black women. Am J Obstet Gynaecol 136: 344–8

Hammerstein J (1972) Neuere Verfahren der hormonalen Kontrazeption. Der Gynäkologe 5: 120–40

Hodsman GP, Robertson JI, Semple PF, Mackay A (1982) Malignant hypertension and oral contraceptives; four cases, with two due to the 30 micrograms oestrogen pill. Eur Heart J 3: 255–9

Inman WHW, Vessey MP, Westerholm B, Engelund A (1970) Thromboembolic disease and the steroidal content of oral contraceptives. A report to the Committee on Safety of Drugs. Brit Med J 2: 203–09

Kay CR (1980) "The happiness pill?" Journal of the Royal College of General Practitioners 30, 210: 8–19

Khaw KT, Peart WS (1982) Blood pressure and contraceptive use. Br Med J 403–407

Leiman G (1972) Depo-medroxyprogesterone acetate as a contraceptive agent: its effect on weight and blood pressure. Am J Obstet Gynaecol 114: 97

Luotola H, Pyoeraelae T, Laehteenmaeki P, Toivanen J (1979) Haemodynamic and hormonal effects of short-term oestradiol treatment in postmenopausal women. Maturitas 1: 287–94

McKay Hart D, Lindsay R, Purdie D (1977) Vascular complications of long-term oestrogen therapy. Front Horm Res 5: 174–91

Meade TW, Chakrabarti R, Haines AP et al. (1977) Haemostatic, lipid, and blood-pressure profiles of women on oral contraceptives containing 50 µg or 30 µg oestrogen. Lancet 2: 948

Meade TW (1982) Effects of progestogens on the cardiovascular system. Am J Obstet Gynaecol 142: 776–80

Nachtigall LE, Nachtigall RH, Nachtigall RD, Beckman EM (1979) Estrogen replacement therapy II: prospective study in the relationship to carcinoma and cardiovascular and metabolic problems. Obstet Gynaecol 54: 74–79

Oelkers W (1978) Hypertonie durch hormonale Kontrazeptiva und Östrogene. Münch Med Wschr 120: 439–44

RCGP The Royal College of General Practitioners (1974) Oral contraceptives and health. Pitman Medical, Manchester 37–42

Saruta T, Saade GA, Kaplan NM (1970) A possible mechanism for hypertension induced by oral contraceptives: diminished feedback suppression of renin release. Arch Intern Med 126: 621–26

Spellacy WN, Birk SA (1972) The effect of intrauterine devices, oral contraceptives, estrogens, and progestogens on blood pressure. Amer J Obstet Gynaecol 112: 912–19

Spellacy WN, Birk SA (1974) The effects of mechanical and steroid contraceptive methods on blood pressure in hypertensive women. Fertil Steril 25: 467–70
Tyson JEA (1968) Oral contraception and elevated blood pressure. Am J Obstet Gynaecol 100: 875–6
Weir RJ, Davies DL, Frasier R, Morton JJ, Tree M, Wilson A (1975) Contraceptive steroids and hypertension. J Steroid Biochem 6: 961–64
Wren BG, Routledge DA (1981) Blood pressure changes: oestrogens in climacteric women. Med J Aust 2 (10): 528–31

# 4.4 Klinische Aspekte: Diskussionsbemerkung

Zusammenfassung von H. M. Bolt

**M. Anlauf:** Pharmakologische Eigenschaften synthetischer Gestagene, die eine Blutdrucksteigerung bewirken können, sind eine Natriumretention – im Gegensatz zum Antialdosteroneffekt des natürlichen Progesterons –, eine stimulierende Wirkung auf Reninsubstrat und -aktivität, sowie die Tatsache, daß einzelne Metabolite Östrogeneigenschaften besitzen. Ein weiterer blutdrucksteigender Faktor unter oraler Kontrazeption, der in jüngster Zeit diskutiert wird, ist die Wirkung der Gestagene und vor allen Dingen der Östrogene auf die Prostazykline. Diese Substanzgruppe wurde zuerst im männlichen Sperma entdeckt. Später zeigte sich dann, daß die Prostazykline auch in vielen anderen Zellen, vor allem auch in arteriellen Gefäßwänden anzutreffen sind. Hier ergeben sich Anknüpfungspunkte bezüglich der Nebenwirkungen einer oralen Kontrazeption. Prostazyklin kann einerseits den Gefäßtonus herabsetzen, andererseits die Nierendurchblutung fördern und drittens die thrombozytäre Aggregation vermindern. Wenn nun durch systematische Steroide, wie es den Anschein hat, die Prostazyklinsynthese gehemmt wird, können der Blutdruck steigen und Gefäßverschlüsse begünstigt werden.
Beim Menschen werden Blutdrucksteigerungen unter Gestagenen allerdings vor allem bei Gabe höherer Hormondosen, z. B. in der Tumortherapie, beobachtet. Sie sind in der Regel mit einer deutlichen Gewichtszunahme des Patienten verbunden und zwingen gelegentlich zum Absetzen der Behandlung.
Werden Gestagene als Monosubstanzen zur Kontrazeption eingesetzt, sind die Wirkungen auf den Blutdruck im Mittel wenig eindrucksvoll. Bei einzelnen Patienten sinkt der Blutdruck, bei wenigen kann er allerdings auch steigen. Eine Beziehung der Blutdruckänderung zu der häufiger zu beobachtenden Gewichtszunahme besteht oft nicht.
In ovulationshemmenden, kontrazeptiven Kombinationen mit Östrogenen scheinen die Gestagene dagegen einen bedeutsamen dosisabhängigen Anteil an einer gegebenenfalls auftretenden Blutdrucksteigerung zu haben. Zweifelhaft ist jedoch, ob diese Blutdrucksteigerungen auch für die kardiovaskulären Komplikationen verantwortlich sind, die mit einer Dosissteigerung der Gestagenkomponente zunehmend beobachtet werden. Möglicherweise kommen hierfür eher gestagenbedingte Veränderungen metabolischer und hämostasiologischer Risikofaktoren in Frage.
Schon früh wurde gezeigt, daß die Aktivität des Renin-Angiotensin-Systems unter oralen Kontrazeptiva gesteigert ist. Es liegt vor allen Dingen ein vermehrtes Angebot an Reninsubstrat, dem Angiotensinogen, vor. Auf diese Weise kommt es zu einer gesteigerten Konzentration von Angiotensin II, das dann der Faktor ist, der zur Blutdrucksteigerung führt. Die Rolle dieses Systems ist aber durch zwei Befunde in Zweifel gezogen worden: Zum einen hat sich gezeigt, daß

sowohl bei normoton bleibenden, wie auch hyperton werdenden Frauen das System stimuliert ist. Zum zweiten wurde gefunden, daß bei hypertonen Frauen unter oraler Kontrazeption ein Antidot, das Saralasin, nicht zum erwarteten Blutdruckabfall führt. Über das Renin-Angiotensin-Aldosteron-System kann die Retention von Salz und Wasser gefördert werden. Möglicherweise spielen die Steroidhormone aber auch selbst eine Rolle, und zwar durch einen direkten Angriffspunkt am tubulären System der Niere.

Für die Therapieentscheidung im Einzelfall kann die mittelwertorientierte korrelative Betrachtungsweise der Epidemiologie hier wir so oft nur grobe Richtlinien geben. Gegebenenfalls muß bei gefährdeten Patienten durch Ab- oder Umsetzversuche der tatsächliche Anteil einer Gestagentherapie an Blutdruck- und Stoffwechselveränderungen ermittelt werden.

# 4.5 Diskussion

Leitung: H. Vetter

**Vetter:** Wir haben Wirkungen auf die Blutdruckregulation durch orale Kontrazeptiva zeigen können. Sicher ist es eine relativ einfache Sache, bei bestehender Hypertension Kontrazeptiva abzusetzen, wobei es in Übereinstimmung mit Herrn Hammerstein wesentlich ist, für längere Zeit abzusetzen. Wir wissen heute, daß wir in Einzelfällen bis zu 8 Monaten Beobachtungszeit brauchen, um endgültig darüber zu entscheiden, ob der Bluthochdruck, der vorher gemessen wurde, auf Kontrazeptiva zu beziehen war oder nicht. Eine Bemerkung wäre noch anzubringen zur sog. „unspezifischen Therapie" des Hypertonus: In der Diät gehört hierzu natriumarme, kaliumreiche, evtl. auch kalziumreiche Kost, natürlich auch fettarme Kost. Wichtig wäre das Absetzen eines bestehenden Nikotinabusus als wichtigem zusätzlichen Risikofaktor, ferner die Beseitigung einer Adipositas. Wir wissen, daß bei Gewichtsabnahme in jedem Fall ein Blutdruckabfall eintritt, egal ob nun vorher normotone oder hypertensive Werte vorhanden sind. Schließlich ist eine sinnvolle chronische körperliche Belastung wünschenswert.

**Ludwig:** Zunächst eine Bemerkung, was für eine Blutdruckmessung der Gynäkologe nicht vornehmen sollte. Häufig geht das so vor sich: Die Patientin kommt abgehetzt in die Sprechstunde, und der Blutdruck wird gemessen. Dann findet man Spitzen, die nicht repräsentativ sind.
Eine für die Praxis wichtige Frage ist die, ob wirklich genügend Daten dafür vorhanden sind, daß nach Absetzen der oralen Kontrazeptiva Blutdruckerhöhungen auch wieder zurückgehen. Herr Vetter sprach eben von einer solchen Reversibilität und der Notwendigkeit der Prüfung über 1 Jahr. Aber gibt es nicht auch Beobachtungen, daß Hypertonien fixiert sind, nicht nur im Hinblick auf die maligne Hypertonie? Wie lange nach Absetzen des oralen Kontrazeptivums darf also verstreichen, bis der Blutdruck zur Norm zurückgekehrt ist, von wann ab würde man von einem nicht mehr ganz reversiblen Stadium sprechen?

**Vetter:** In der Regel sieht man etwa 2 Monate nach Absetzen der oralen Kontrazeptiva den blutdrucksenkenden Effekt. Dies heißt aber nicht, daß er nicht noch nach 6 oder 7 Monaten abfallen kann.

**Anlauf:** Mißt man bei der ersten Untersuchung einen eindeutig normalen Blutdruck oder vielleicht sogar noch im unteren Normbereich liegende Blutdruckwerte, dann kann man diesen Wert als repräsentativ nehmen. Größer ist das Problem, wenn der Blutdruck bei der ersten Messung als erhöht gefunden wird, und hier würde ich auch schon eine Grenze von 140/95 mm Hg bei einer jungen Frau als einen deutlichen Hinweis auf eine evtl. vorliegende Hypertonie betrachten. In diesen Fällen würde ich auf jeden Fall eine zweite Kontrollmessung nach ein paar Tagen empfehlen; es ist auch günstig, wenn diese Messung nicht unbedingt vom Arzt selbst, sondern auch von einer Hilfsperson gemacht wird, die dafür allerdings ausgebildet sein muß. Auf jeden Fall muß vor der Messung eine Ruhezeit von 3–5 min eingehalten werden. Das wäre meine Empfehlung. – Man sieht in der Praxis auch folgendes: Mit zunehmenden Messungen schwindet die Inzidenz der Hypertonie. Keiner würde auf die Idee kommen, einen Diabetes auf Grund eines einmalig erhöhten Blutzuckerwertes zu diagnostizieren. Nur wenn nach mehrfachen Messungen, Gewöhnung an den Apparat und auch an die messenden Personen weiterhin pathologisch erhöhte Blutdruckwerte festgestellt werden, erst dann ist es gerechtfertigt, diese Werte als repräsentativ anzusehen.

**Loosen:** Ich habe eine etwas spekulative Frage: Wenn wir die Gesamtheit der heute von den Referenten erwähnten Nebenwirkungen mal mit einem etwas erhöhten und beschleunigten Gefäßverschleiß beschreiben, dann fiel mir auf, daß die meisten Arbeiten relativ geringe Zeiträume von 2–3 Jahren betrachten. Eine große Zahl unserer Patientinnen schluckt die „Pille" aber nicht 2–3 Jahre, sondern bis zur Menopause hin gut 20 Jahre lang. Wie stellen sich die Referenten den beschleunigten Verschleiß des Gefäßsystems vor, wenn man von einer bis zu 20jährigen Kontrazeptivaeinnahme ausgeht, einmal bei der Nichtraucherin und zum zweiten bei der Raucherin?

**Vetter:** Dies dürfte z. Z. noch sehr schwer zu beantworten sein. Die Frage betrifft nämlich alle Bereiche, den Lipidstoffwechsel, den Kohlenhydratstoffwechsel und auch die Blutdruckregulation. Da ich glaube, daß wir uns hier allein auf den Blutdruck beschränken sollten, soll dies in der nachherigen Round-Table-Diskussion nach Möglichkeit behandelt werden.

**Feldmann:** Bei Betrachtung der Studien, über die heute berichtet worden ist, hat man den Eindruck, daß zwischen der Einnahme von chemisch veränderten Hormonen und der Entwicklung eines Hypertonus allenfalls ein indirekter Zusammenhang besteht. Hier stellt sich meines Erachtens die Frage, ob nicht häufig ein Östrogenmangel für solche Veränderungen verantwortlich ist. Ich glaube, dieser Aspekt ist bisher noch nicht genügend beachtet worden. Auch bei vielen Patientinnen im Klimakterium, die mit natürlichen Östrogenen behandelt werden, sehen wir, daß unter Östrogenen der Blutdruck einigermaßen normal gehalten wird oder sich sogar etwas absenkt.

**Hammerstein:** Dieser Gedankengang ist nicht neu. Herr Lauritzen hat 1967 bereits eine solche Überlegung zur Diskussion gestellt, ob es nicht unter der „Pille" zu einer Östrogenverarmung kommen könnte. Wir haben uns überlegt, wie man das überhaupt nachweisen kann. Es ist möglich anhand der Sekundäreffekte der Östrogene, z. B. der Stoffwechseleffekte, auf die Synthese der Leberproteine. Wenn diese Östrogeneffekte unter oraler Kontrazeption sehr ausgeprägt sind, dann sollte man davon ausgehen, daß es keinen Östrogenmangel gibt. Ich kann Ihnen versichern, daß das tatsächlich der Fall ist. Sie können gesetzmäßig die Transportproteine (z. B. CBG) gesteigert finden bei der oralen Kontrazeption. Dies fängt schon mit täglich 20 µg Ethinylestradiol an. Hierauf beruhen heute eine ganze Reihe von Untersuchungstechniken zur Charakterisierung von Östrogenen. Ferner gibt es inzwischen eine Reihe pharmakokinetischer Studien über Ethinylestradiol und Mestranol, die auch darauf hinweisen, daß es natürliche Unterschiede von Individuum zu Individuum gibt, daß diese Unterschiede aber nie so groß sind, daß man in einem Fall von einer Östrogenüberversorgung und in einem anderen Fall von einer Östrogenunterversorgung bei irgendwelchen Leberstörungen sprechen kann. Ich glaube, die Frage, die Sie aufgeworfen haben, kann man heute mit gutem Gewissen verneinen.

# 5 Rundtischgespräch

Moderator: H. Ludwig

**Ludwig:** Ich möchte zunächst versuchen zusammenzufassen, was mir aus den nun vorliegenden Beiträgen als besonders beachtenswert auffiel.
Bezüglich des Kohlenhydratstoffwechsels gibt es die provozierende Begriffsschöpfung des „diabetogenen Streß". Es ist unbestritten, daß die längere Einnahme von oralen Kontrazeptiva die Glukosetoleranz ebenso verändert wie die Insulinsekretion. Herr Wynn hat durch die Untergliederung von verfügbaren Gestagenen in der hormonalen Kontrazeption (Estran-, Gonan- und Pregnan-Gestagene) versucht, bestimmte Unterschiede in den einzelnen Wirkgruppen festzustellen; nach seinen Untersuchungen schneiden hierbei die Gonan-Steroide am wenigsten günstig ab. Es ist offensichtlich so, daß der Kohlenhydratstoffwechsel einer normalgewichtigen Frau, wenn man die Kriterien Glukosetoleranz und Insulinsekretion betrachtet, sich in die Richtung dessen verschiebt, was wir sonst gewöhnlich bei Übergewichtigen feststellen. Wenn wir bei einer übergewichtigen Frau orale Kontrazeptiva geben, finden wir sogar Verschiebungen im Hinblick auf ein diabetogenes oder prädiabetisches Muster. Für uns Kliniker ist im Hinblick auf den Kohlenhydratstoffwechsel zunächst wichtig, daß wir die ärztlich leicht feststellbaren Risikofaktoren fassen, also das Bestehen eines familiären Diabetes oder eine aus einer zurückliegenden Schwangerschaft bekannte pathologische Glukosetoleranz und Übergewichtigkeit des Kindes. Die Schwangerschaft besitzt einen hohen prädiktiven Wert nicht nur im Hinblick auf Störungen des Kohlenhydratstoffwechsels; Herr Kalkhoff hat darauf hingewiesen, daß man ähnlich wie bei einer Cholestase in der Schwangerschaft daran denken sollte, daß wir Ähnliches auch unter oralen Kontrazeptiva erleben können. Starkes Übergewicht ist ohne Zweifel ein Moment, das man besonders berücksichtigen muß. Es liegen kasuistische Berichte vor, in denen das Auftreten eines Diabetes nachgewiesen wurde; Herr Wynn hat darauf Bezug genommen. Was den *Lipidstoffwechsel* angeht, so sprechen Lipidstoffwechselkenner von einem Grenzwert hinsichtlich des Cholesterins von etwa 220 mg pro 100 ml; in der Schwangerschaft wird dieser Grenzwert überschritten. Die Beschäftigung mit dem Lipidstoffwechsel unter der Herausforderung der Steroidmedikation hat dazu geführt, daß wir uns in den letzten Jahren genauer um die Komponenten des Lipidstoffwechsels gekümmert haben. Hier sind im wesentlichen die Probleme der High-Density-Lipoproteine (HDL) in ihrer Rolle im Organismus dargestellt worden. Sie sind in der Lage – um auch hier ein Schlagwort aufzugreifen –, gewissermaßen den Organismus von seinen „Cholesterinschlacken" zu befreien. Es ist in der Atherogenese sicher richtig, Komponenten des Lipidstoffwechsels besonders zu betrachten, welche in der Lage sind, Cholesterin aus der Gefäßbahn zu mobilisieren und sie wieder zurück zur Leber zu transportieren: HDL ist ein solcher Stoff.

Unter dem Kriterium „HDL" lassen sich offensichtlich Gestagene voneinander unterscheiden; man könnte von „HDL-auffälligen" und „HDL-unauffälligen" Gestagenen sprechen. Es wird aber nur selten möglich sein, im individuellen Fall prädiktiv eine Lipidstoffwechseluntersuchung vorzunehmen, da dies zu aufwendig wäre.

Bezüglich des Risikoprofils müssen wir uns jedoch auch daran erinnern, daß bei Frauen gemeinhin der HDL-Spiegel höher liegt als bei Männern, daß ferner auch Faktoren wie Alkohol und sogar körperliches Training das HDL erhöht. Wir müssen überhaupt stets das gesamte biologische Spektrum einer Person betrachten. Es ist selbstverständlich nicht gleichgültig, ob wir einer Patientin orale Kontrazeptiva geben, die 20 kg Übergewicht hat, sich nicht bewegt und im Kaffeehaus Schlagsahne zu sich nimmt, oder einer asthenischen jungen Frau, die körperlich aktiv ist, und die daher gänzlich andere Risikoprofile hat, obgleich sie dasselbe Präparat über eine ähnlich lange Zeit einnimmt.

Wir wissen, daß beispielsweise die familiäre Alphahyperlipoproteinämie die Überlebenszeit verlängern kann; das sind seltene Beobachtungen, die auch darauf hinweisen, daß offensichtlich diese Komponente des Lipidstoffwechsels von einer ganz besonderen Bedeutung ist. Daß sie durch bestimmte Gestagene eher ungünstig verändert werden kann, bedarf einer weiteren Beobachtung.

Bei der Besprechung der *Blutdruckregulation* wurde z. T. wieder aufgegriffen, was wir an Risikofaktoren von den beiden anderen Stoffwechselkomponenten schon kannten. Auch hier müssen wir bei Patientinnen, die zur Hypertonie neigen, übergewichtig oder älter sind, mit einem höheren Risiko rechnen. Auch hier stellt wiederum die Schwangerschaftshypertonie eine prädiktive Situation dar. Es gibt Fälle von familiärer Hypertonie, die zu genaueren Untersuchungen herausfordern. Wir haben gehört, daß unter Östrogen-Gestagen-Kombinationen in der Regel eine Reversibilität der unter dieser Medikation auftretenden Blutdruckerhöhung angenommen werden kann. Daß hierbei nach Absetzen der Kontrazeptiva eine Latenz der Rückkehr des Blutdruckverhaltens zur Norm vorhanden ist, spricht wohl dafür, daß nicht nur direkte Substanzwirkungen der Steroide auf die Gefäßwand auftreten, sondern daß sich möglicherweise im Gefäßwandstoffwechsel längerfristige Veränderungen abspielen können.

Glücklicherweise kann man heute feststellen, daß die intensive Beschäftigung mit den metabolischen Wirkungen hormonaler Kontrazeptiva auch dazu geführt hat, daß sich die Gynäkologie auch mit diesen Problemen beschäftigt. Dieses setzt voraus, daß wir uns der Bedeutung der Probleme stellen. Wir bieten diesen Frauen Präparate an, die Stoffwechselwirkungen und Gefäßwirkungen haben, die mit diesen Stoffwechselwirkungen im kausalen Zusammenhang stehen; wir müssen nicht nur das aktuelle Risiko während der Einnahme bedenken, sondern vor allem auch ein zukünftiges Risiko bedenken. Wir Ärzte tragen heute einen Teil der Verantwortung für das, was möglicherweise an nicht vollkommen reversiblen Gefäßveränderungen bei der Generation der Frauen, die wir jetzt behandeln, im späteren Lebensalter auftreten könnte. Wir sollten solche Risiken daher frühzeitig wahrnehmen und sie möglichst über veränderte Präparate und über eine bessere Erfassung der Risikoprofile minimieren.

Ich darf meine Kollegen, die die einzelnen Sitzungen geleitet haben, kurz bitten, nun ihre individuellen Akzente zu setzen. Vielleicht darf ich zunächst hinsichtlich des Kohlenhydratstoffwechsels Herrn Muck bitten.

**Muck:** Insbesondere erscheint auch mir sehr wichtig, daß gerade der niedergelassene Gynäkologe sich in seiner Funktion als Berater bezüglich einer Medikation, die über lange Jahre stoffwechselgesunde Frauen betrifft, begreift. Ein besseres Verständnis der metabolischen Auswirkungen der Kontrazeptiva ist daher notwendig. Es ist heute gesichert, daß ein orales Kontrazeptivum der Kombination Östrogen–Gestagen diabetogen wirken kann. Das tut aber auch eine Schwangerschaft. Man kann es auch etwas milder ausdrücken: Die Veränderungen, die wir unter oralen Kontrazeptiva insbesondere nach Langzeiteinnahme finden, liegen meist noch weit in einem Vorstadium zu einem manifesten Diabetes mellitus. Darin liegt natürlich auch ein gewisses Risiko. Inwieweit hier auch andere Möglichkeiten der Kontrazeption ausgeschöpft werden müssen, ist im Einzelfall zu entscheiden.
Gesichert als Gestageneffekt ist die Ansprechbarkeit der B-Zelle des Pankreas auf diese Pharmaka; wir sehen in aller Regel eine geringe Hyperinsulinämie. Um die Homöostase aufrecht zu erhalten, muß, ähnlich wie bei einer Schwangeren, eben mehr Insulin sezerniert werden.
Auf die Risikogruppen wurde eingegangen. Wenn wir eine derartige Störung vermuten, sollte m. E. ein Internist eine Abklärung vornehmen.

**Kuss:** Was mir etwas am Herzen liegt, ist eine Frage der Terminologie. Wenn wir von „atherogen" oder von „diabetogen" sprechen, so entsteht leicht die Gedankenverbindung, daß wir mit Substanzen behandeln, die Atherosklerose oder Diabetes erzeugen. Dem ist aber nicht so. Was vorliegt, sind klinische Studien, daß sich im Gefolge der Medikation in einer Population ein Laborparameter mit einer gewissen Wahrscheinlichkeit um ein gewisses Maß erhöht. Das ist etwas anderes, als wenn man im individuellen Fall aus einem Laborparameter auf das Vorliegen von Atherosklerose oder Diabetes schließt. Den in letzter Zeit in den Vordergrund gerückten Begriff des prädiktiven Wertes eines Laborbefundes sollte man im Auge behalten. Der prädiktive Wert einer erhöhten Lipidproteinfraktion ist dabei äußerst gering, obwohl völlig klar ist, daß eine solche Veränderung in der Statistik mit Atherosklerose assoziiert ist.

**Ludwig:** Ich bin in diesem Zusammenhang nicht sehr glücklich über den Begriff des „atherogenen Index"; ich spreche lieber wertfreier von dem Quotienten zwischen HDL und LDL.

**Vetter:** Auch ich glaube, daß das Nutzen-/Risikoverhältnis immer im Individualfall abgeschätzt werden sollte. Es ist bekannt, daß unter oralen Kontrazeptiva Blutdrucksteigerungen auch bis in den pathologischen Bereich vorkommen. Sie sind z. T. präparateabhängig und dosisabhängig, z. T. auch abhängig von der Dauer der Therapie. Wesentlich ist, daß eine Blutdruckmessung vor Ansetzen der Präparation vorgenommen und daß dann in längerfristigen Abständen eine Verlaufskontrolle durchgeführt wird. Wesentlich ist dabei, besondere Risikogruppierungen engmaschiger zu untersuchen, insbesondere Patientinnen mit familiärer Hochdruckbelastung und Patientinnen mit einer Hypertonie in einer vorangegangenen Schwangerschaft.

**Ludwig:** Vielen Dank, Herr Vetter. Herr Hammerstein wollte noch einiges zu speziellen gynäkologischen Fragen sagen. Es ist ein wichtiges Argument in der Beweisführung von Herrn Wynn und in der Interpretation seiner Befunde, daß er die verfügbaren Typen der Gestagene einteilt in Estran-, Gonan- und Pregnantypen, wobei er besonders deutlich Norethisteron und Norgestrel voneinander abhebt. Wir haben gesehen, daß diese sich in der Tat hinsichtlich bestimmter metabolischer Wirkungen unterscheiden.

**Hammerstein:** Nicht nur in biochemischer, sondern auch in biologischer Hinsicht kann man diese drei Gruppen voneinander unterscheiden. Zum Beispiel haben die Gonan-Präparate, z. B. Levonogestrel, im Tierversuch keine Östrogenwirkung, aber eine schwangerschaftserhaltende Wirkung. Die norethisteronverwandten Präparate haben keine schwangerschaftserhaltende Wirkung, aber eine Östrogenwirkung. Es gibt tatsächlich Unterschiede, die eine solche Differenzierung m. E. rechtfertigen. Eine gewisse Differenzierung scheint mir jedoch auch innerhalb der norethisteronverwandten Präparate notwendig zu sein. Zwar werden Ethinodioldiacetat, Lynestrenol und Norethisteronacetat in Norethisteron umgewandelt und sind dann als solches wirksam. Wir wissen aber meist nicht, in welchem Umfang sie umgewandelt werden, ob tatsächlich nur und ausschließlich Norethisteron die Wirksubstanz dieser Gestagene ist. Diese Umwandlung im Organismus hängt auch von der Pharmakokinetik ab. Aus älteren Untersuchungen geht hervor, daß sich z. B. Lynestrenol und Norethisteronacetat pharmakokinetisch etwas unterscheiden, wobei Lynestrenol eine längere Halbwertszeit hat. Klinisch sind diese Unterschiede innerhalb der Estranreihe sicherlich gering.

**Ludwig:** In der Diskussion ist der Gedanke aufgegriffen worden: Sind wir möglicherweise in Gefahr, durch langdauernde Verschreibung oraler Kontrazeptiva einen beschleunigten „Gefäßverschleiß" in Kauf zu nehmen? Wie wäre dieses Risiko einzuschätzen? Ist es eine reale Gefahr oder ist es nur ein Schlagwort?

**Patt:** Ich würde meinen, daß wir mit Veränderungen am Gefäß zu rechnen haben. Dies ist jedoch ein Punkt, der wohl am wenigsten im Verlaufe der bisherigen Untersuchungen geklärt werden konnte. Es gibt Hinweise, daß Gefäßveränderungen, beispielsweise im Zusammenhang mit Hepatomen, unter der Einnahme der hormonalen Kontrazeptiva vorkommen. Bei einer Prädisposition können möglicherweise Gefäßveränderungen manifest werden, die nachher auch reversibel sind. Im Zusammenhang mit einer Prädisposition halte ich den apostrophierten „Gefäßverschleiß" im Einzelfall für möglich. Ich glaube aber, daß es sich hierbei um extrem seltene Fälle handelt, wenn wir an die Häufigkeit beispielsweise des Auftretens der Hepatome denken.
Aus den bisherigen Untersuchungen kann ich noch den Schluß ziehen, daß die demonstrierten Veränderungen im Lipidhaushalt gleichzusetzen sind mit Gefahren, wie sie etwa aus der prospektiven Framingham-Studie abgeleitet worden sind. Es handelt sich hier um andere Kollektive; die Framingham-Studie befaßte sich mit vorher gesunden Personen, die nicht die Pille einnahmen. Ich würde in den Folgerungen hier noch sehr vorsichtig sein.

**Frage aus dem Auditorium:** Ich habe eine Frage zum praktischen Vorgehen bei der Prüfung der Glukosetoleranz. Wenn hier ein Normalbefund herauskommt, erübrigt sich das weitere Vorgehen. Kommt jedoch ein pathologischer Befund heraus, wie lange muß man dann abwarten, um eine Kontrolluntersuchung durchzuführen?

**Kuss:** Er fordert mit Sicherheit eine Wiederholung heraus, möglicherweise auch eine weitere Wiederholung, denn die Reproduzierbarkeit des oralen Glukosetoleranztestes ist sehr mäßig. Der prädiktive Wert ist unter Diabetologen zumindest umstritten. Ich möchte davor warnen, vor dem Verschreiben der Pille in jedem Falle generell einen oralen Glukosetoleranztest anzusetzen.

**Muck:** Ich möchte Ihnen teilweise widersprechen, wenn ich darf. Es gibt heute zur Aufdeckung des Vorstadiums eines Diabetes mellitus keinen besseren Test als den Glukosetoleranztest. – Wir haben eben kein anderes Mittel, dies aufzudecken. Die Insulinbestimmung, der Nüchternblutzucker oder ein Tagesprofil kann in solchen Fällen nicht repräsentativ sein. Ich stimme darin völlig mit Ihnen überein: Wenn wir keine Risikofaktoren oder keine belastende Anamnese haben, braucht vor der Verschreibung eines oralen Kontrazeptivums ein Glukosetoleranztest nicht gemacht zu werden.

**Frage aus dem Auditorium:** Wir sind in den letzten Jahren mit dem Desogestrel und dessen angeblich unterschiedlichem Verhalten bezüglich des HDL-Geschehens konfrontiert worden. Eigenartigerweise ist das Desogestrel heute nicht erwähnt worden. Ist der Grund dafür, daß diese Ergebnisse teils widersprüchlich sind? Was halten Sie von den Arbeiten, die behaupten, daß es wesentlich günstiger als andere Präparate sei?

**Ludwig:** Es ist im Vortrag von Prof. Wynn erwähnt worden, daß das Desogestrel zu den Gonangestagenen gehört. Nach Auffassung des Referenten verhält es sich ähnlich wie Norgestrel. Andererseits lebt die Wissenschaft von der Pluralität der Meinungen.

**Kuss:** Ich würde das modifizieren und sagen: Kongresse leben von der Pluralität der Meinungen, die Wissenschaft von der Reproduzierbarkeit der Ergebnisse.

**Ludwig:** In dieser Frage sind die Akten offenbar noch nicht geschlossen; wir müssen weitere Untersuchungen abwarten. Andererseits ist es auch ohne Zweifel so, daß Partialfunktionen bestimmter Gestagene unterschiedlich sind, und dieses erlaubt ja auch eine individuelle Dosierung. Es ist im Laufe dieses Gestagenforums auch die Rede davon gewesen, daß für manche Patientin ein Präparat A richtiger sein könnte, für die andere ein Präparat B. Es gibt sicher sehr viele Patienten, die Desogestrel hervorragend vertragen, es gibt andere, die aber Norethisteron besser vertragen. Wenn man es genauer wissen will, muß man HDL am individuellen Fall überprüfen. Ich halte in der Praxis mehr von einem sorgfältig untersuchten individuellen Fall, als von Statistiken mit Mittelwerten.

**Frage aus dem Auditorium:** Würden Sie ganz allgemein auch bei gesunden Patientinnen in regelmäßigen Abständen die Überwachung gewisser Laborparameter empfehlen?

**Ludwig:** Ich bin skeptisch, ob ein Screening mit Hilfe des großen Labors da etwas bringen würde. Ich bin der Meinung, daß es besser ist, Risikoprofile zu kennen und in Fällen, in denen man ein solches Risikoprofil bestätigt findet, gezielt vorzugehen.

**Kuss:** Nur bei einer hohen Inzidenz der jeweiligen Krankheit gerät der prädiktive Wert eines Laborparameters hierfür in eine sinnvolle Kosten-Nutzen-Relation. Sie können einen Test noch so sensitiv machen, wenn die Krankheit selten ist, werden Sie einen hohen Anteil an falsch positiven oder falsch negativen Ergebnissen, also einen hohen Anteil an falscher Prädiktion bekommen. Dies ist mathematisch belegbar.

**Vetter:** Ich glaube, wichtig ist vor allem die klinische Relevanz der Parameter. Ich würde im Einzelfall Risikoprofile erheben und eine individuelle Ausstattung des Programms je nach Fragestellung gezielt durchführen. Eine „Schrotschußdiagnostik" führt meist zu mehr Fehldiagnosen als zu richtigen Diagnosen.

**Hammerstein:** Die einzige Screening-Maßnahme, die dringend geboten ist, ist die Blutdruckmessung, sonst würde auch ich alle anderen Screening-Maßnahmen für nicht indiziert halten.
Ich möchte aber noch einmal zurückkommen zum Diabetes mellitus, denn dort finde ich ein Dilemma, das nicht angesprochen wurde. Man sollte die Problematik nicht nur aus dem Blickwinkel der oralen Kontrazeption sehen. Denn was haben wir denn für Alternativen? Wir haben die intrauterine Kontrazeption. Es ist bekannt, daß bei liegendem Intrauterinpessar die aszendierenden Infektionen deutlich vermehrt sind. Der Risikofaktor, der genannt wird, liegt bei zwei bis vier, in manchen Arbeiten bei sechs oder sogar sieben: 7fach höhere Inzidenz von aszendierenden Infektionen. Es ist zusätzlich bekannt, daß die Infektabwehr beim Diabetes herabgesetzt ist. Damit ist das Risiko bei der intrauterinen Kontrazeption bei Diabetikern weiter erhöht. Ich kann Ihnen dafür keine Zahlen nennen, nur muß man die Risiken gegeneinander abwägen: Orale Kontrazeption auf der einen Seite, Entgleisung des Kohlenhydratstoffwechsels, und auf der anderen Seite Gefahr der Aszension bei liegendem Intrauterinpessar.

**Ludwig:** Herr Kollege Schindler, Sie haben den Vormittag auf sich wirken lassen und verfügen in Tübingen über eine große Erfahrung an einem reichhaltigen Patientengut. Wo würden Sie die Akzente setzen?

**Schindler:** Ich möchte ein Randthema ansprechen, das aber aus aktuellem Anlaß erwähnt werden sollte, nämlich die postmenopausalen Verhältnisse. Wir können sagen, daß die Menopause zu substituieren ist, wenn es angezeigt ist, und daß dort in keinem Falle, wie es leider in einer Zeitschrift der gynäkologischen Praxis geschrieben wurde, einfach Ethinylestradiol zu verwenden ist. Hier sind andere Östrogene indiziert. Natürlich ist auch die Dosis ein wesentlicher Punkt.

**Hammerstein:** Es sollte in der Tat betont werden, daß die Auswahl von Östrogenpräparaten bei der Behandlung des klimakterischen Syndroms nach anderen Gesichtspunkten zu erfolgen hat wie bei der oralen Kontrazeption.

**Ludwig:** Sie werden vielleicht von Ihren Patientinnen von Pressemitteilungen Kenntnis erhalten haben, die Pille schütze vor Krebs. Bei einer Bilanzabwägung Kosten/Nutzen/Risiko ist es tatsächlich so, daß die Verordnung hormonaler Kontrazeptiva, allerdings von kundigen und aufmerksamen Ärzten, mehr Vorteile bietet als Nachteile. Nicht zuletzt deshalb, weil die sehr seriöse und aufmerksame Wahrnehmung von Nebenwirkungen zur Entwicklung neuer Präparate geführt hat und zum besseren Verständnis komplizierter Zusammenhänge. Wir verdanken der hormonalen Kontrazeption einen großen Teil des Fortschritts unseres Wissens auf dem Gebiet der endokrinen Regulation schlechthin. Auch das ist eine Wirkung der Pille, wenn auch eine sekundäre.
Den Teilnehmern an unserem kurzen Rundtischgespräch möchte ich nun am Ende eines interessanten Tages herzlichen Dank sagen. Ebenso gilt unser aller Dank den Zuhörern, die so zahlreich den Vorträgen und Diskussionen gefolgt sind. Ich glaube, in unserem Gestagenforum wurde eine Thematik angesprochen, die in der wissenschaftlichen Bearbeitung künftig noch mehr Gewicht erhalten wird und an der gerade der niedergelassene Gynäkologe außerordentlich interessiert ist.

# 6 Sachverzeichnis